パーソナリティ障害がわかる本

「障害」を「個性」に変えるために

岡田尊司

筑摩書房

はじめに　自分や周りの人の「性格」で悩んでいる方へ

本書を手に取った方は、おそらく自分や周囲の人の「性格」の問題で悩んでいる方だと思います。この本は、そういう方のために書かれたものです。

「性格は直らない」とよく言われます。しかし、近年、精神医学や心理学の研究から明らかになってきたのは、人の「性格」というのは、意外に変化するものだということです。といっても、すべてが別人のように変わるということではありません。変化しにくい部分と、変化しうる部分があって、一部分が変わることによって、まるで違う人物のように、生き方を変えることができるということです。

もちろん、すべてを変える必要などないわけです。同じような性格の傾向も、「パーソナリティ障害」と呼ばれる「障害」に陥ることもあれば、「パーソナリティ・スタイル」と呼ばれる一つの「個性」として、その人らしい輝きを放つこともできるのです。

本書は、パーソナリティ障害について、わかりやすく学びながら、パーソナリティ障害という「障害」を、パーソナリティ・スタイルという「個性」に変えていくにはどうしたらよいのかアドバイスを提供するものです。

近年、「パーソナリティ障害（人格障害）」という言葉を耳にする機会が多くなりました。ことに「ボーダーライン」とか、「境界性パーソナリティ障害」という用語に日常的に出会うようになっています。ごく普通の家庭や職場でも、そうした問題で深く悩んでいる方が非常に増えています。

自傷行為や自殺企図、うつ状態や不安障害、摂食障害や薬物乱用、万引きや非行、恋愛依存やセックス依存、家庭内暴力や虐待など、これらの問題の陰には、しばしばパーソナリティ障害がひそんでいます。今や、パーソナリティの問題は、この社会に生きる誰もが抱えやすい問題になっているのです。

知識がないと、一体何が起こっているのかさえわからないものです。ましてや、どのように接すればいいのか、どのように改善を図っていけばいいのかは知る術《すべ》もなく、間違った対応をして、どんどん事態をこじらせてしまうことも多いのです。

しかし、きちんと本質を理解して、対処の基本を知っていれば、慌てずに有効な手当てをすることができます。また、パーソナリティ障害を、より生きやすく実りのあるパーソナリティ・スタイルに変えていくための工夫も知られるようになってきています。そのエッセンスを知ることは、実際の生活場面で役立つだけでなく、より深く人間を理解することにもつながるのです。

ある意味、現代社会で生きていく上で、パーソナリティ障害について基礎知識を持ち、正しい対処や克服の方法について知っておくことは、必要不可欠な教養にさえなっていると言えます。それは、困っている人を援助するためだけでなく、自分を守り、活かすためにも必要なことなのです。

本書は、二〇〇六年に法研から出版されましたが、ロングセラーとして版を重ねてきました。この度、筑摩書房から文庫版を出すに当たり、最新の知見やデータを踏まえて、大幅にリニューアルを施しました。二〇一三年に出たばかりのＤＳＭ－５での変更点や新しい診断モデル、最近注目されている愛着障害や発達障害とパーソナリティ障害との関係、関連する治療技法についても、紙幅の許す限り述べています。時間を経ても変わらない本質と最新知識の両方を、この一冊でお伝えできればと思います。

＊本書で紹介する事例は、実際のケースを参考に再構成したもので、特定のケースとは無関係であることをお断りしておきます。

パーソナリティ障害がわかる本

――「障害」を「個性」に変えるために

目次

第1編　パーソナリティ障害入門

(1) パーソナリティ障害とは何か

パーソナリティとは？　性格、気質との関係は？

パーソナリティ障害（人格障害）について考える場合に、そもそも「パーソナリティ」とは何か、という問いから出発することになります。

ところで、パーソナリティと関係する二つの用語があります。「性格」と「気質」です。この両者と「パーソナリティ」との関係も紛《まぎ》らわしいものだと言えます。この三者はどういう関係にあるのでしょうか。

今日の精神医学、心理学では、パーソナリティは「性格」と「気質」の両者が統合されたものと考えるのが一般的です。「性格」はパーソナリティの心理社会的な側面を指し、「気質」は遺伝的、器質的素因など生物学的側面を指します。

逆に言えば、パーソナリティには生物学的な要素と心理社会的な要素があり、両者が融合したものだと言えるでしょう。

アメリカの精神科医ロバート・クロニンジャーは、気質を形作るものとして「新奇性探求」、「損害回避」、「報酬依存」、「固執」の四つの因子を、性格を形作るものとして「自己志向」、「協調」、「自己超越」の三つの因子を抽出し、合わせて七因子からなるパーソナリティ理論を作りあげました。

実際には、心理社会的な因子と遺伝的、器質的因子とをきれいに分離することは困難で、性格と気質は交じり合っていると考えたほうが現実的です。

ただ、「新奇性探求」、「損害回避」、「報酬依存」、「固執」といった傾向は生まれ持った要素が強く、「自己志向」、「協調」、「自己超越」といった傾向は体験からの学習によるところが大きいと理解できるでしょう。

ちなみに、クロニンジャーはパーソナリティ障害というものを気質の部分ではなく、性格の部分が貧弱であることによると考えました。それは、パーソナリティ障害の形成には心理社会的な要因の関与が大きく、その部分を修正することによって克服も可能だという示唆を含んでいます。

「性格」か「病気」か

よく訊ねられる質問に、「パーソナリティ障害というのは『性格』なのですか、それとも『病気』なのですか」というのがあります。これはパーソナリティ障害が何かを考える上で、とてもいい質問です。

かつて、パーソナリティ障害のことを「精神病質」と呼びました。今でも司法精神医学などでは使われることがありますが、とてもいやな響きを持った言葉です。なぜかというと、「精神病質」には、生まれ持った素質で、治療しても治らないものというニュアンスが強くあるからです。

「切り捨て」「排除」の論理がつきまとう「精神病質」という概念に対して、アメリカを中心に徐々に用いられるようになったのが、「パーソナリティ障害（人格障害）」という概念です。

これは修正のできない「性格」として捉えるのではなく、治療することも可能な「障害」として捉える考え方を反映しています。ただ「考え方」というよりも、実際の症例の観察や統計的なデータの積み重ねに基づいた医学的な「事実」だと言ったほうがいいでしょう。

実際、パーソナリティ障害の人も、もともとそういう「性格」だったのではないのです。何かの挫折や躓《つまず》きを契機として様子が変わったようになり、性格や行動の問題が極端に出てきたということが多いのです。

また、パーソナリティ障害は治療的な関わりやさまざまな働きかけや体験のなかで、時間はかかるけれどもよくなることが多いのです。難しいケースもあることは確かですが、一般に考えられているよりも改善の余地は大きいのです。決して、「精神病質」という概念で考えられていたような、素質的に固定した〝異常人格〟ではないのです。

ただ、精神医学はこの分野を長年放置してきたために、治療の面で立ち遅れていることも事実です。また、多大なエネルギーと時間が必要なパーソナリティ障害の治療に、本気で取り組む人が少ないという事情があります。

しかし、パーソナリティ障害で悩む人がどんどん増えるなかで、その重要性は増すばかりです。

人は程度の差はあれ、パーソナリティの偏りを抱えています。ましてや現代人はあとの章で述べるさまざまな要因によって、パーソナリティ障害的な傾向を抱えやすくなっているのです。それを切り捨てや排除の論理で対処しようとしても、何の解決にもならないことは明らかです。むしろ、誰しもが抱え得る問題として考えていくことが必要なのです。

認知や行動の著しい偏り

パーソナリティ障害は一言で言えば、偏った考え方や行動パターンのため、家庭生活や社会生活、職業生活に支障をきたした状態です。

米国精神医学会の診断基準であるDSM-Ⅳ-TR（精神疾患の診断・統計マニュアル）では、「著しく偏った内的体験や行動の持続的様式」とされます。だいたい青年期から成人早期にかけてその傾向が見られるようになり、ある程度の持続性を持つもので、薬物やほかの病気、ケガの影響で、そのときだけ一過性に出現したものは除かれます（28-29頁に掲載の診断基準参照）。なお、DSM-Ⅳ-TRは、DSM-Ⅳのテキスト改訂版ですが、パーソナリティ障害に関する部分は、ほとんど変更ありません。ただ、初めて「パーソナリティ障害」の訳語が用いられました。

二〇一三年に、米国精神医学会から出たばかりの新しい診断基準DSM-5では、新しい診断体系が模索されましたが、DSM-Ⅳを超えることができず、結果的に、DSM-Ⅳの分類が引き継がれています。ただ、重要な変更点としては、これまでパーソナリティ障害は、疾患として扱われる第Ⅰ軸ではなく、知的障害とともに第Ⅱ軸に当てられ、疾患として〝半人前〟の扱いでしたが、今回の改訂で、第Ⅰ軸、第Ⅱ軸という区別がなくなり、他の精神障害と同等の扱いを受けるようになったことです。

DSM‐5では、新しい枠組みに向けての提案もなされています。提案された代替モデルでは、パーソナリティ障害を、他の精神疾患や身体的要因によらず、自己及び対人関係に中等度以上の機能的な障害を示し、青年期又は成人早期より持続的に続くものとしています。

自己の障害としては、アイデンティティと自己方向性の障害を、対人関係の障害としては、共感性と親密さの障害を重視しています。また、次の特徴的な徴候のうち一つ以上を伴うことを要件としています。特徴的な徴候として、①陰性感情傾向、②疎遠さ、③敵対性、④脱抑制、⑤精神病性の五つを挙げています。

①陰性感情傾向とは、怒りや心配、自己嫌悪などのネガティブな感情にとらわれやすかったり、情緒が不安定だったりすることです。②疎遠さは、親密さを避け、他人を信じず、自然な感情の発露が抑えられることです。③敵対性は、自分を誇示したり、他人に敵意を向けたり、相手に心地よさよりも不快な感情を催させる傾向です。④脱抑制は、衝動的で無鉄砲で、計画性や信頼性に欠け、無責任な傾向です。⑤精神病性

E．その持続的様式は、他の精神疾患の現れ、またはその結果ではうまく説明されない。

F．その持続的様式は、物質（例：乱用薬物、投薬）または一般身体疾患（例：頭部外傷）の直接的な生理学的作用によるものではない。

米国精神医学会「DSM-Ⅳ-TR　精神疾患の診断・統計マニュアル 新訂版」（髙橋三郎・大野裕・染矢俊幸訳、医学書院 2004）より

パーソナリティ障害の全般的診断基準

A．その人の属する文化から期待されるものより著しく偏った、内的体験および行動の持続的様式。この様式は以下の領域の2つ（またはそれ以上）の領域に現れる。

(1) 認知（すなわち、自己、他者、および出来事を知覚し解釈する仕方）
(2) 感情性（すなわち、情動反応の範囲、強さ、不安定性、および適切さ）
(3) 対人関係機能
(4) 衝動の制御

B．その持続的様式は柔軟性がなく、個人的および社会的状況の幅広い範囲に広がっている。

C．その持続的様式が、臨床的に著しい苦痛、または社会的、職業的、または他の重要な領域における機能の障害を引き起こしている。

D．その様式は安定し、長期間続いており、その始まりは少なくとも青年期または成人期早期にまでさかのぼることができる。

は、妄想的になったり、幻覚や奇妙な感覚、思い込みにとらわれたりすることです。

ＤＳＭ－５の代替モデルも、ＤＳＭ－Ⅳと同様、症状による診断であり、どうしてそうした症状が起きるかという病理には、一切踏み込んでいない点も同じです。代替モデルは、一つの試案であり、まだ過渡期のものだと言えます。実際のところ、専門家の間にも十分浸透していないのが現状です。これまでなされてきた研究や文献は、大部分ＤＳＭ－Ⅳの分類に基づいています。そこで、本書では、ＤＳＭ－Ⅳの分類を中心に述べ、ＤＳＭ－５の代替モデルについては、必要があれば補足したいと思います。

通常、「パーソナリティ障害」という用語は、十八歳以上の年齢の人に用います。ある程度パーソナリティが固まっていることが前提になるからです。逆に言うと、児童の段階では変化の余地が大きいということです。したがって、十八歳未満で同様の問題がある場合、「情緒障害」「行動障害」などの診断名が使われるのが普通でした。

ところが最近では、「境界性パーソナリティ障害」を始めとして、十八歳未満の児童にも使われるようになっています。例外は「反社会性パーソナリティ障害」で、この診断には十八歳以上であることが必要です。

パーソナリティ障害の定義でわかるように、パーソナリティ障害はかなり多様なものの寄せ集めの概念であるということです。「著しく偏った」という特性は、"very"という単語のようなもので、後ろにどんな形容詞がくるかで意味内容は百八十度変わってしまいます。「著しく責任感が強い」人も、「著しく責任感がない」人も度が過ぎると、どちらも「パーソナリティ障害」となってしまうわけです。

実際、前者は強迫性パーソナリティ障害、後者は反社会性パーソナリティ障害と呼ばれます。かと思えば、「著しく自信のない」回避性パーソナリティ障害に対して、「著しく自信過剰な」自己愛性パーソナリティ障害というのがあります。このように一見、正反対のものまで含んでしまうため、「パーソナリティ障害」という言葉を使う場合にはいろいろ誤解が起こりやすく、注意が必要だと言えます。

しかし、極端さというものは、どちらに向かっても、結果的にどれも困った事態を引き起こすという点では似ています。責任感がなさ過ぎるのも、責任感があり過ぎるのも、それぞれ性質は違いますが、自分や周囲を苦しめることになりやすいのです。ただ、このように表面に現れている現象（症状）だけに目を奪われると、バラバラのものに見えるわけですが、実は根元の部分では大きな共通項があります。その点を理解すると、パーソナリティ障害というものの本質がよくわかってくるのですが、診断基準ではその部分は省かれています。

新しく提案されたＤＳＭ－５の代替モデルでは、幾分改善がなされましたが、基本的にその事情は変わりません。五つの特徴的症状とされるものが、ただ無関係に提示されるだけで、その症状にどういう意味や結びつきがあるのかということは、素通りされています。そのさらに大本にある特性を理解すると、なぜそうした症状が生まれてくるのかが、見えてくるのです。次項では、その共通点について説明したいと思います。

パーソナリティ障害の基本症状

①両極端で二分法的な認知

パーソナリティ障害に共通して見られる基本症状の一つは、両極端で二分法的な認知に陥りやすいということです。全か無か、白か黒か、パーフェクトか大失敗か、敵か味方かという、中間のない二項対立に陥ってしまうのです。

そのため超ハッピーな状態も、些細な不満からサイアクな気分にひとっ飛びで変わってしまいます。一分前までアツアツのラブラブだった恋人と、切った張ったの大喧嘩になり、死ぬの生きるのという大事になることも珍しくありません。

全体で見れば、すばらしくうまくいっていても、たった一つでも思い通りにならないことがあると、すべてが台無しになったように感じてしまうのです。それならば最初からやらなかったほうがましだと思ってしまうのです。

ある女性は、自分の理想とする体重を上回ってしまったことを悔やみ続け、服も合わないし、誰も愛してくれないし、何をしても無駄だと言います。そして、何もしないで一日中ゴロゴロしてしまうと言うのです。理想的な自分というパーフェクトな存在が手に入らないと、もうすべてがどうでもよくなってしまう。現実的な、ほどよい努力をしようという方向には向かわないのです。

ある生真面目な中年のサラリーマンは、息子さんのことをとても自慢に思っていました。ところが、その息子が不倫した末に離婚すると言い出したとき、嫁に申しわけないという気持ちを強く抱き、大雑把なところのある息子を急に毛嫌いするようになります。さらには、息子をかばう妻や、妻の大雑把な性格さえ許せなくなります。顔を見るのもいやだと、つかみ合いの喧嘩を繰り返したあげく、ついに息子だけでなく妻とも絶縁してしまったのです。

とても可愛がっていた者をちょっと気にいらないことや、思い通りにならないことがあっただけで強く憎むようになったり、手にかけて殺してしまうという悲劇も少なくありません。そうした背景にも、こうした二分法的で両極端な認知の傾向が関係していることが多いのです。

②自分の視点にとらわれ、自分と周囲の境目があいまい

パーソナリティ障害の人に見られる二番目の認知の特徴は、自分と他者（対象）との関係に関するものです。

パーソナリティ障害の人では自分と他者との境目があいまいで、十分に区別できていないところがあります。そのため自分の視点と他者の視点というものを混同しやすいのです。自分がいいと思うことは、相手もいいと思うはずだと思い込んでいます。自分の感じ方と相手の感じ方はそれぞれ別物だということが、頭ではわかっていても実際の場面ではゴチャゴチャになってしまいやすいのです。

その結果、自分の視点でしか物事が見えず、自分の考えや自分の期待を周囲に押しつけてしまったり、自分の問題を周囲のせいにしたり、周囲の問題にすり替えてしまったりということが起こりやすくなります。つまり、パーソナリティ障害の人は客観

的に自分を振り返り、周囲の人の立場になって考えるということができにくいのです。

ある若者は、母親が音楽のボリュームを小さくしてほしいと言ったことに腹を立て、母親に回し蹴りを食らわし、肋骨を折ってしまいました。母親はその日、体調が悪く頭痛がしていたので、そう頼んだのですが、息子のほうは「自分の邪魔をされた」としか受け取っていないのです。

そして、「母はいつも邪魔ばかりしてきた。キンキン声を聞かされてきた」「自分も蹴って、足が痛かった。それも母親がよけいなことを言うからだ」と、反省するどころか母親を非難するのです。

そこには母親を自分の延長のように感じている「錯覚」があります。思い通りになるはずの自分の一部だと見なすために、思いに反することをされたときに、暴力をふるっても悪くないという考えになってしまうのです。

ある女性は、精神的に不安定になると夜中であっても年老いた母親に電話をし、「自分がこんな状態で苦しんでいるのは、あんたのせいだ」、「あんたは姉ばかり可愛がってどういうつもりだったのだ」と、何時間も非難し続けるのです。母親が少しでも邪険にすると、手首を切ったり、首を吊ろうとするので、母親はただ聞いているほかないという状態でした。

そこにも母親を自分の延長のように見なし、自分の欲求を満たすことが当たり前だと考えている幼い認識があります。自分と他者の区別がしっかりしていないため、自分の問題をすぐ相手に持ち込んでしまい、それを解決してくれることを当てにしてしまうのです。

あるワンマン経営者は、何かうまくいかないことがあると社員を呼びつけます。そして、じくじくと非難を始めます。非難の不当さに社員が一言でも逆らったりすれば、大声で怒鳴り出し、相手のすべてを否定せんばかりに非難し続けます。

それまでどんなに貢献していても、そのことは頭から吹き飛んでしまい、自分に逆らったことを決して許そうとしないのです。自分の機嫌や体調の悪さを周囲の問題にすり替えてしまうということさえ起こります。

「誰も彼も、ひどい人たちばかりです。面倒事ばかり押しつけてきて」と周囲を非難する女性は、自分がただ疲れが溜まってイライラしているだけだということになかなか気づかないのです。また、子どもを必要以上に厳しく叱る親は、自分の欲求不満を子どもを支配することで満たしていることに気づかないのです。

パーソナリティ障害の人は、自分を絶対視してしまいやすいと言えます。それ以外の考えは受け入れられないのです。そして、何かまずいことが起きると、それは自分に何か問題があったからだとは考えずに、周囲の者の手はずが悪いからだと考えがちなのです。

③心から人を信じたり、人に安心感が持てない

もう一つの基本症状は、他者に対する根本的な認知に関するものです。パーソナリティ障害の人は他者を心の底から信じたり、心から気を許すことができにくいということです。重いパーソナリティ障害の人ほどこの傾向が顕著になります。

些細なことでも傷つきやすく、他者を不快なものや自分の邪魔をするものとして捉えがちです。あからさまに不信感を示す場合もありますが、上辺では親しく振る舞い、信じていると自分から口にする場合も、本当には信じることができないのです。

そのため相手を試そうとしたり、裏切られるのがいやで、自分から先に裏切ってしまうこともあります。

信じられる対象を求めて次々と親密になるのですが、失望を繰り返すということになりがちです。逆に誰も信じられないために、誰とも親しい関係になるのを避けよう

とすることもあります。

人に対して、何か気詰まりに感じたり、気楽に関係を楽しむことができないということもよく見られます。基本的安心感や信頼感はパーソナリティのもっとも根幹をなすものです。それは幼い頃の母親との関係によるところが大きく、そこで十分な安心感を味わわないと、人との絆《きずな》というものが築きにくくなってしまいます。

境界性パーソナリティ障害の女性は、絶えず「愛している」「お前のことが一番大切だ」「ずっとそばにいる」という言葉を聞かないと、すぐに不安になってしまいます。ちょっとでも反応が返ってこなかったり、わずらわしそうな顔を見ると、「もう自分は愛されていない」「見捨てられた」と思ってしまうのです。

回避性パーソナリティ障害の人は、好意を示されても、それを心から信じることができません。「どうせ自分は魅力がないから」「結局嫌われてしまう」と思って、自分からチャンスを逃してしまったり、身を引いてしまうのです。

④高過ぎるプライドと劣等感が同居

四番目の基本症状は、自分に対する認知に関するものです。パーソナリティ障害の人では、自己像（自分のイメージ）がとても理想的で完璧なものと、劣悪で無価値なものに分裂し、両者が同居しているということです。

つまり、一方で強い劣等感や自己否定感を抱え、もう一方で高過ぎるプライドや現実離れしたとも言える万能感を持っているのです。両者がアンバランスに併存しているわけです。

尊大とも言える高いプライドと、非常に劣等感の強い自己卑下的な一面の両方を抱えているという双極的構造は、パーソナリティ障害の人には広く認められるものです。また、過度に理想を追い求める一方で、現実の存在に対しては否定的な見方しかしないというアンバランスさも、よく認められます。

パーソナリティ障害の人は、一方で非常に理想的な自分を夢見ています。しかし、現実の自分に対して、自信一杯に振る舞っている場合でさえも、心の奥底では本当は自信がなく、強い劣等感を抱きながら、長い年月を過ごしてきたということが多いのです。

そうした自信のなさや自己否定感を補うために、パーソナリティ障害の人はさまざまな自己アピールの技を身につけたり、逆に自分だけの砦《とりで》のなかで誇大な空想を膨らませたりして、どうにか心の平衡を保っています。

パーソナリティ障害の人が思いもしない破綻をきたしたり、急に不安定になりやすい大きな理由は、両者のギャップがとても大きく、危ういところでバランスを取っているので、余分な力が加わると均衡が崩れやすいことによります。

とてもプライドが高いために、通常なら冗談として聞き流せるようなことも、ひどい侮辱や攻撃と受け取りがちです。ついムキになって反撃したり、長く恨みに思うということにもなりやすいのです。思いもかけない過剰な反撃に至ることもあります。

⑤怒りや破壊的な感情にとらわれて、暴発や行動化を起こしやすい

パーソナリティ障害の人に共通して見られるもう一つの特性は、認知の特徴というよりも認知の許容量に関するものです。パーソナリティ障害の人では、心という装置で受け止めることができる許容量がとても小さいのです。

それを超えてしまうと、もう心で処理することができなくなり、心のバランスが崩壊してしまうのです。その結果、暴発的な行動に走ったり、自分や相手を損なうような破れかぶれの行為に至りやすいのです。

その瞬間には理性の歯止めが働かなくなってしまいます。解離《かいり》した状態になり、記

憶が飛んでしまったり、別人のような行動を引き起こすこともあります。こうした状態も心の器が満杯になり、処理機能がオーバーフローを起こしたと考えると、理解しやすいと思います。

　心の問題が行動の問題となってしまうことを「アクティング・アウト（行動化）」と言います。パーソナリティ障害の人では、ストレスが理性的な対処能力を超えてしまうと、アクティング・アウトを起こしやすいと言えます。

　思い通りにいかない事態にぶつかっても、粘り強く解決法を模索することが大切なのですが、そうした試行錯誤する力が不足しているのです。

パーソナリティ障害を理解するための理論

幼さを抱えた心の構造

　以上のパーソナリティ障害に共通する特徴は、パーソナリティ障害を理解し、適切に対処する上でとても大事です。もう一度、簡単に復習しましょう。
①両極端で単純化した認知に陥りやすい。

②自分と他者の区別があいまいで、自分と他人の問題を混同しやすい。
③人と恒常性のある信頼関係を保ちにくい。
④プライドと劣等感が同居している。
⑤暴発や行動化を起こしやすい。

これらの傾向を持つパーソナリティ障害の人の心の特徴は、もっと端的に言うと、少し語弊があるかもしれませんが、ある部分で「幼い」「子どもっぽい」と言えるでしょう。

というのも、こうした心のありようは、発達の段階で言うと、小学校低学年（六〜八歳）か、それ以下の子どもではごく普通のことだからです。ただ問題は、年齢的にも肉体的にも大人であり、知的能力や社会的技能は、ある部分人並み以上である場合も少なくないということです。社会的にも重要な地位にいることもあります。それだけに影響も大きく出やすいのです。

「幼い」「子どもっぽい」という漠然とした理解を、もう少し掘り下げてみましょう。

これらの特性を持つ心の構造について理解を深める上で、非常に役に立ついくつかの理論があります。パーソナリティ障害を理解する上でも大変有用なので、それを一つずつ見ていきたいと思います。

クラインの対象関係論

まず、取りあげるのはクラインの対象関係論です。

メラニー・クラインはウィーンに生まれ、後に、精神分析を創始したジークムント・フロイトの後継者の一人となった女性です。彼女が精神分析と出会ったのは、自身の「うつ」を治療するためでした。彼女のうつは、父親や兄を早く亡くしたことが関係していました。夫との間に三人の子どもがいましたが、離婚した後イギリスに渡り、イギリスで活躍しました。

クラインは児童の分析を熱心に手がけます。自ら母親になった体験も彼女にとっては重要な観察の機会でした。クラインはそうしたなかで対象関係論と呼ばれる理論を発展させます。

クラインによると、子どもは成長段階により、まったく性質の違う二つの対象との関わり方を示します。

一つは、ごく幼い乳児の頃に典型的に見られるもので、自分の欲求を満たしてくれると満足し、機嫌よくしているが、少しでもそれが損なわれるとギャーギャー泣き叫

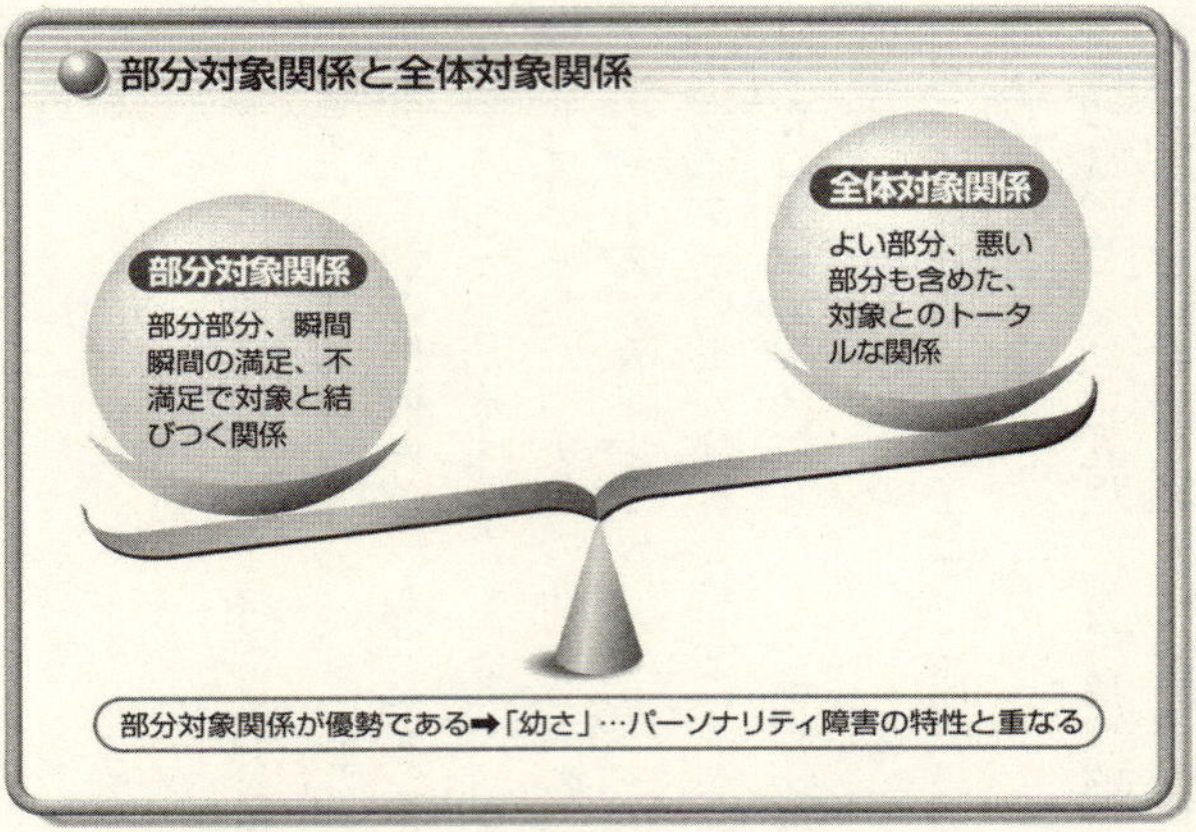
部分対象関係と全体対象関係
全体対象関係
よい部分、悪い部分も含めた、対象とのトータルな関係
部分対象関係
部分部分、瞬間瞬間の満足、不満足で対象と結びつく関係
部分対象関係が優勢である➡「幼さ」…パーソナリティ障害の特性と重なる

び、不満と怒りをぶちまける段階です。おっぱいがよく出るオッパイは「よいオッパイ」、出ないオッパイは「悪いオッパイ」でしかありません。それが同じ母親の同じオッパイであるということなどは関係なしです。

その場その場の欲求を満たしてくれるかどうかが、「よい」「悪い」の基準になります。こうした部分部分で、また、その瞬間瞬間の満足、不満足で対象と結びつく関係を、クラインは「部分対象関係」と呼びました。

それに対して、離乳期頃から徐々に発達してくる、もう一つの段階があります。その頃には子どもは母親が一人の独立した存在で、自分の欲求を常にすべて満たしてくれるわけではないことを、少しずつ理解するようになります。さらに成長するにつれて、自分にとって都合のいい「よい母親」も、欲求を満たしてくれない「悪い母親」も、どちらも一個の同じ母親であることがわかり、どちらをも受け止めることができるようになります。

そうなると、自分の都合や欲求だけでなく、相手の都合や気持ちにも目がいくようになるのです。よい部分も悪い部分も含めた対象とのトータルな関わり方を、クラインは「全体対象関係」と呼びました。

部分対象関係は、決して幼い子どもにだけ見られるものではなく、もっと大きな子どもや大人にも見られます。成熟するにつれ、全体対象関係が発達し、優勢になっていくわけですが、大きくなっても部分対象関係が色濃く残っている場合もあります。つまり、「幼さ」とは、部分対象関係が優勢であると理解することもできるわけです。

そして、パーソナリティ障害の人に特徴的として挙げた先の特徴は、部分対象関係の特性とも大きくオーバーラップします。つまりパーソナリティ障害の人は部分対象関係に陥りやすいのです。

「妄想分裂ポジション」

部分対象関係に特徴的な状態として、クラインが述べているのが「妄想分裂ポジション」です。この概念は、パーソナリティ障害の人の心の動きを理解する上でとても役立ちます。

「妄想分裂ポジション」とは、自分にとって思い通りにならない状況に直面したとき、その不快さをすべて相手の非とみなし、怒りや攻撃を爆発させている状態です。

この状態においては、自分の欲求を満たしてくれない相手は「悪い存在」であり、つい先ほどまで自分の欲求を満たしてくれていた「よい存在」のことなど、すっかり頭からなくなっているのです。その瞬間に自分の都合を満たしてくれるかどうかで「よい存在」になったり、「悪い存在」になったりしてしまいます。つまり、「分裂」を起こし、相手との関係は連続性と恒常性を持ったものになっていないのです。

その場合、当の本人は、相手が「変わった」「裏切った」と受け取っているわけですが、客観的に見ると、当の本人の都合や満足度が「変わった」だけで、相手は何も変わっていないわけです。

赤ん坊がよく出ないオッパイに対して怒るとき、母親は同じように本人の欲求を満

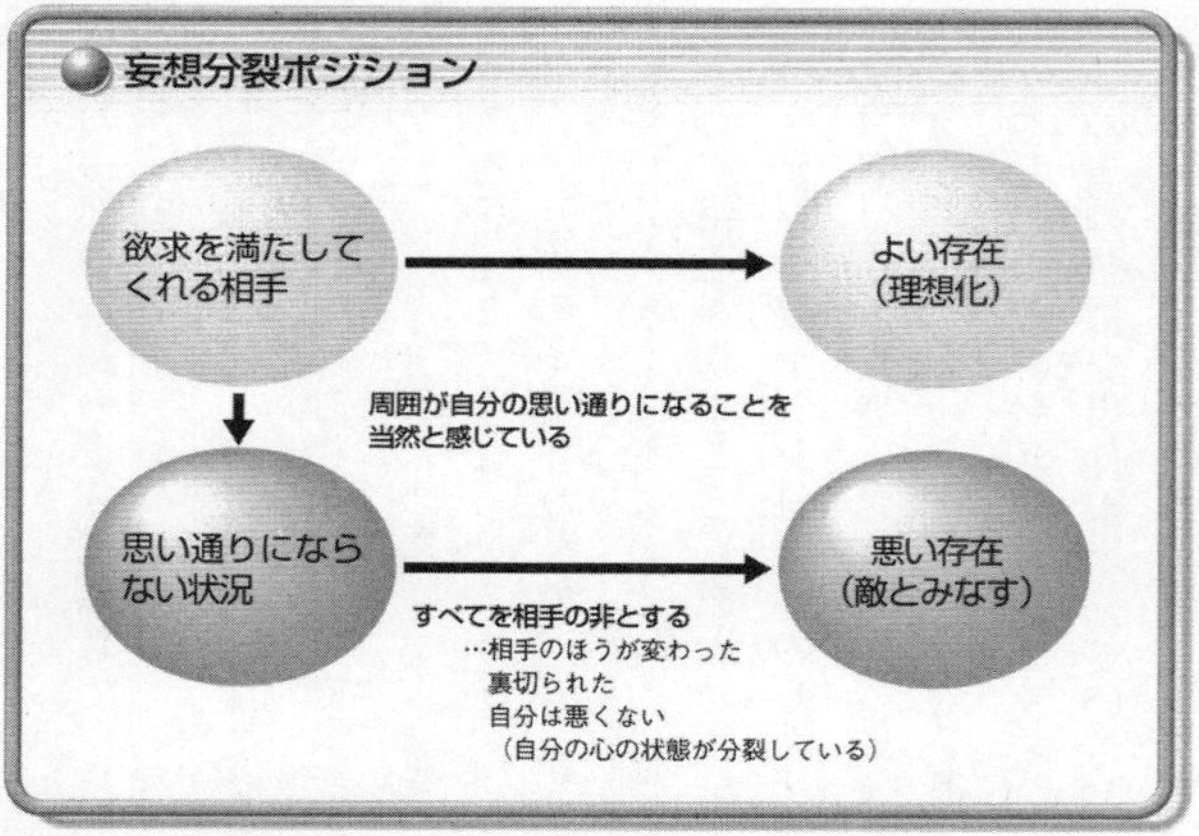
妄想分裂ポジション
欲求を満たしてくれる相手
よい存在（理想化）
周囲が自分の思い通りになることを当然と感じている
思い通りにならない状況
悪い存在（敵とみなす）
すべてを相手の非とする
…相手のほうが変わった
裏切られた
自分は悪くない
（自分の心の状態が分裂している）

たそうと努力しているのです。しかし、思い通りにそれが満たされないと、赤ん坊は少し前のニコニコした状態とはうって変わって、怒りと不快さで泣き叫ぶ状態に様変わりするのです。母親の努力や気持ちは一切考慮されないわけです。

つまり、「分裂」を起こしているのは、自分の心の状態だと言えます。けれども、それは自覚されることなく、相手に問題を押しつけて、「悪い存在」と見なしてしまうわけです。

二分法的な認知の根源は、この「妄想分裂ポジション」にあると言えます。

妄想分裂ポジションでは、たとえ自分の落ち度や非によって不快な状態が生じていても、その責めを相手や周囲の問題として感じます。そうしたことが起こるのは自分と他者の区別があいまいで、周囲の存在を自分の一部や延長のように感じて、自分の思い通りになることを当然のように感じているためです。

また、自分の心の中にある感情やイメージを周囲に「投影」し、それが一人歩きするということも起こりやすいのです。そのため思い通りになっているときは、過度に「理想化」する一方、思い通りにならない事態に出くわすと、「悪」「敵」と見なして、すべてを否定してしまうのです。

パーソナリティ障害の人が、第三者から見ると取るに足らないような原因で、相手を傷つけたり殺してしまうという悲劇がときどき起こります。こうした事件がニュースとして報道されることも最近は頻繁になっていますが、そういう行動に至るとき、この「妄想分裂ポジション」の心理状態にあることが多いのです。

加害者は自分が悪いとは思っていません。自分が傷つけられ、脅かされたと思っているのです。そういう状況に自分を追いつめた相手を破壊するしか、自分を保つ術はなかったのだと思い込んでいます。

この類の悲惨な事件が増えているということは、大人になっても、「妄想分裂ポジション」に陥りやすい人が多くなっているということです。

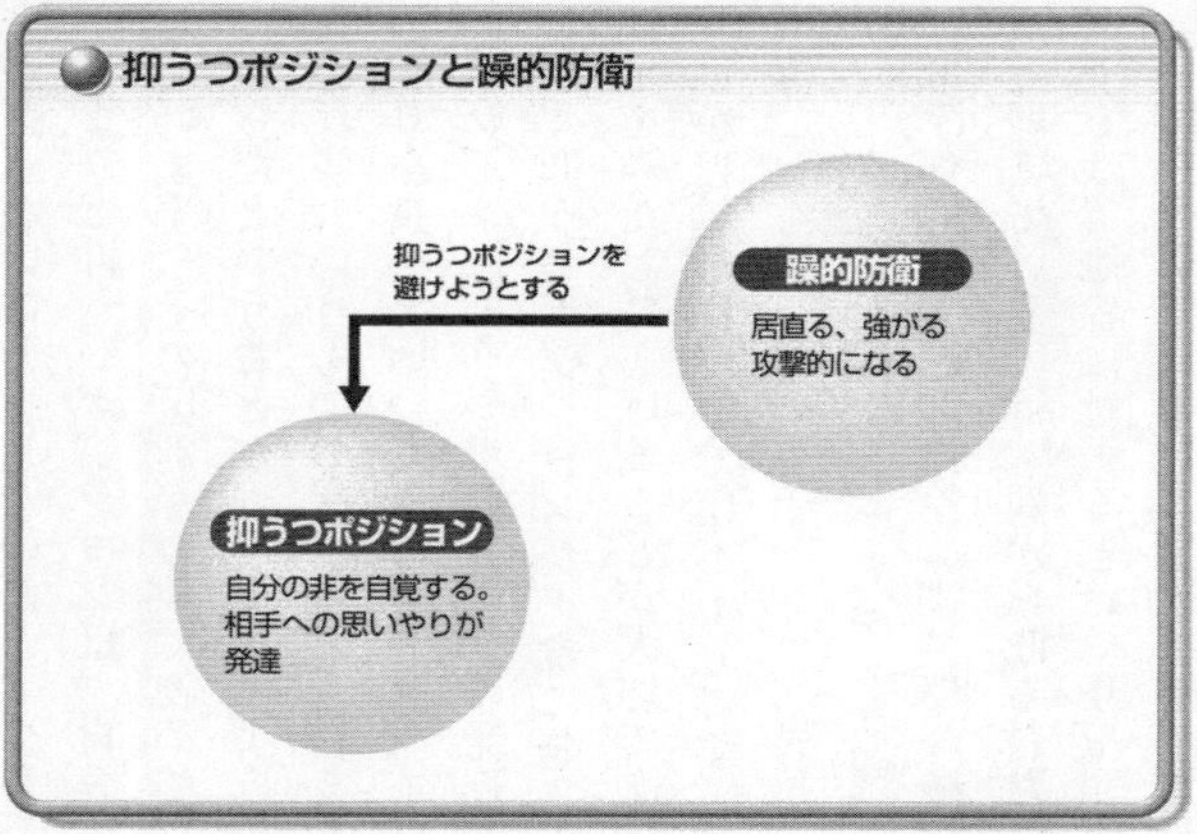

「抑うつポジション」と「躁《そう》的防衛」

パーソナリティ障害の人の心の動きを理解する上で有用なクラインの概念として、さらに「抑うつポジション」と「躁的防衛」があります。

「部分対象関係」から「全体対象関係」が発達する上で、重要な役割を果たす別の状態にクラインは注目しました。

それは乳児期の終わり頃から幼い子どもに見られるようになるもので、母親から叱られたりしたときに乳幼児が見せる、いわばしょんぼりした状態です。その状態のときに、乳幼児は少しですが自分の非を自覚しています。母親が怒っているのは何か自分がよくないことをしたのだと、少しわかるようになっているわけです。

つまり、抑うつポジションは、自分と他者との区別ができ始めていることとも関係しています。その区別がついて初めて、相手が怒っているのは、自分が悪いことをしたからだということが理解できるようになるのです。抑うつポジションは、罪悪感や自己反省というものの起源だとも言えるでしょう。そこからさらに、相手に対する思いやりや良心といったものも発達していくわけです。

クラインは抑うつポジションの発達が、全体対象関係の発達を促していくと考えました。抑うつポジションが正常に発達するためには、「よい母親」が十分にその子の欲求を満たしてあげることが大切であると述べています。

しかし、それだけでは不十分です。「悪い母親」が、必要なときにその子を叱ってやることも必要なのです。「よい母親」のほうが割合として十分多いことが大切ですが、「よい母親」ばかりでもダメなのです。

非行や犯罪を犯す若者には、殴られたり叱られてばかりだったという子がいる一方、最近増えているのは、親から叱られたことがほとんどないというケースです。こうした子では、他者に対する思いやりや罪悪感というものがまったく未発達です。そこには、抑うつポジションの発達を妨げてしまったような養育が関係していると思われます。

あとの章でも述べることになりますが、あるタイプのパーソナリティ障害の人が回復する上で、誰かが叱れる関係になることが大変重要です。

しかし、叱られ、自分の非を認めることは、どんな人にとっても一番いやなことです。社会的に立派な人でも自分に都合が悪いことを認めることはできにくいものです。自分の非を受け入れるよりも、反論し、弁解しようとするのが普通です。

もっとひどい場合には、ただ怒り出すこともよくあります。自分の非を受け入れるということは「抑うつポジション」に陥ることになるので、そうした「つらい」状態を避けようとするのです。

クラインは、「抑うつポジション」を避けるために、強がったり、居直ったり、逆に攻撃的になったりする心のメカニズムを「躁的防衛」と呼びました。落ち込みを避けるために、カラ元気を出す状態とも理解できるでしょう。

こうした心理的メカニズムはいろいろな形で出現します。

ある三十代の女性は、突然夫が亡くなって、小さな二人の子どもと残されたとき、自分がしっかりしなければと自分に言い聞かせました。その頃から妙に明るくなり、外に働きに行くために必要だからと洋服をたくさん買ったり、非常に高価な亡夫のお墓を作って、せっかくの保険金をあっという間に使い果たしてしまいました。

このケースの場合は、完全な「躁状態」になってしまっていたのですが、悲しいことが起きたときに、逆に元気で、陽気な状態が出現するということは珍しくないことです。この辺りに、人間の心の不可思議さがあるとも言えるのですが、こうした一見不可解な逆説的な反応は、「躁的防衛」として理解するとわかりやすいと言えます。

パーソナリティ障害の人に見られる、一見不可解で「常識的でない」反応にも、しばしばこの「躁的防衛」のメカニズムが関わっています。

躁的防衛のよい面、悪い面

クラインは、躁的防衛は三つの感情によって特徴づけられると述べています。その三つとは、「支配感」「征服感」「軽蔑」です。

つまり、相手より自分が優位に立っていると思ったり、実際にそう振る舞うことで、傷ついたり、失敗を認めて落胆したり、失われたものへの悲しみにとらわれることから自分を守ろうとするわけです。

躁的防衛は、生きていく上である程度必要なものです。しかし、それが病的な形で行き過ぎたものとして出てくると、さまざまな問題を引き起こすことになります。自分を振り返る目を持てなくなり、強気になり過ぎて暴走してしまうのです。

しかし、ストレスの多い現代社会で生き抜いていくためには、人々は多かれ少なかれ、無理な躁的防衛を強いられます。「がんばれ」「ファイト」といった掛け声は、ある意味、「躁的防衛しろ」と呼びかけているわけです。居酒屋やカラオケで騒いだり、イベントで盛り上がったりするのも、「躁的防衛」の一つの形だと言えます。

「暗い」ということにはマイナスの価値しか認めず、誰もが明るく振る舞うことを求められます。人と接するときは暗い話題は避け、冗談やギャグを飛ばそうとします。明るくて元気で楽しいことがよいことだとされます。そうした風潮のなかで、誰もが知らず知らず「躁的防衛」することを求められるのです。

ところが、うつになりやすい人というのは、とても明るくサービス精神が旺盛なことが多いのです。みんなのムードメーカーのような元気な人が、かえって危ないのです。そういうタイプの人は、他人を楽しませ、明るく振る舞う自分以外の自分を表に出すことができないため、いつの間にか自分の苦しい部分は我慢し、手当てせずに放置しているということになりがちです。

人のためばかりを考えて尽くすうちに、自分のことはあと回しになっているという状況です。つまり、つらい部分は見ずに、躁的防衛をする習慣ができているとも言えます。

しかし、躁的防衛にも限界があります。どうにもならない現実の壁にぶつかったとき、躁的防衛をすることが当たり前になっている人は、たとえは悪いのですが、退くことを知らない軍隊のようなもので、負け戦《いくさ》になったときに手痛いダメージを受けてしまいやすいのです。それが「うつ」という形で出てきやすいと言えます。

パーソナリティ障害の人では、抑うつポジションと躁的防衛が、めまぐるしく入れ替わるような場合もあります。落ち込みを避けようとして明るく振る舞おうと、過激な刺激やスリルを求めたり、恋や成功の夢を追いかけるのですが、夢に酔っている間は元気なのですが、それからふと醒《さ》めた瞬間に、深い落ち込みや虚無感にとらわれ絶望してしまうのです。「絶好調」と「絶望」が入れ替わることもよくあります。

パーソナリティ障害の人には気分の波が見られることが多いのですが、それを増幅させているのは、「抑うつポジション」と「躁的防衛」の不安定な均衡だと言えます。

ここまでクラインの対象関係論からパーソナリティ障害を見てきました。パーソナリティ障害の特性として、「部分対象関係」や「妄想分裂ポジション」が重要であること、また、「躁的防衛」のメカニズムも、その心理の理解に役立つことをご理解いただけたでしょうか。

カーンバーグの「境界性パーソナリティ構造」

アメリカの精神医学者オットー・カーンバーグは、クラインの理論を発展させ、対象関係の成熟度により、パーソナリティ構造を三つに分類しました。①自己と対象の区別が混乱し、自我の境界があいまいな状態を「精神病性パーソナリティ構造」、②自己と対象の区別はある程度存在するものの、ストレスを受けた状態や馴れていない状況においては区別があいまいになったり、混乱を生じやすい状態を「境界性パーソナリティ構造」、③自己と対象の区別はしっかりしているものの、抑圧された葛藤のために対象との関係で不安や緊張を生じやすい状態を「神経症性パーソナリティ構造」としたのです。

このうち、大部分のタイプのパーソナリティ障害は、境界性パーソナリティ構造に該当するとされ、回避性と強迫性の二つのタイプのパーソナリティ障害だけが神経症性パーソナリティ構造に当てはまります。

境界性パーソナリティ構造の人では、部分対象関係が優勢で、自分のことと相手の

カーンバーグによるパーソナリティ構造の分類

1	「精神病性パーソナリティ構造」 自己と対象の区別が混乱 自我の境界があいまい	
2	「境界性パーソナリティ構造」 ストレスを受けたり、馴れない状況では、自己と対象の区別が混乱しやすい	大部分のパーソナリティ障害が該当
3	「神経症性パーソナリティ構造」 自己と対象の区別はしっかりしているが、抑圧された葛藤のために対象との関係で不安や緊張が生じやすい	回避性、強迫性パーソナリティ障害が該当

ことを混同しやすいと言えます。つまり、自分の感情を対象に投影して、自分が不機嫌であるのを相手が不機嫌であると感じたり、自分の困っていることをすぐ相手の怠慢やミスと考えてしまいます。また、強いストレスを受けると一過性に現実認識が混乱し、精神病的な状態を呈しやすいと言えます。

コフートの自己心理学

パーソナリティ障害を理解する上で、もう一つ役に立つ理論はコフートの自己心理学です。ハインツ・コフートはアメリカの精神分析医で、最初はフロイトの理論を学んで精神分析の世界に入った人です。コフートは自己愛性パーソナリティ障害と呼ばれるタイプのパーソナリティ障害の治療を行うなかで、自己愛に関する独自の心理学を練りあげました。

それまでのフロイトを中心とする精神分析の考え方では、自己愛とは、対象愛（他者愛）に成熟する以前の、未熟な段階の性的エネルギー（リビドー）の形態と考えられていました。自己愛とは、未熟なだけでなく、文字通り「自分を愛する」という性愛的な意味が強かったのです。

それに対して、コフートの「自己愛」の概念はもっと広く深い概念です。コフートは自己愛を対象愛に至る前の、単に未熟なものとは捉えずに、対象愛と並行して独自の発達を遂げるものであると考えました。

また、単に性愛的なエネルギーというよりも、自分を適切に守り、支え、困難にぶち当たってもそれを乗り越え、生き抜いていく力の源泉を与えてくれるものとして捉えたのです。それはさらに創造性や英知、高邁《こうまい》な理想や偉大な信念を実現していく上での原動力ともなるのです。

つまり、コフートにおいて、自己愛はとてもポジティブな意味を持つものとして、捉え直されていると言えます。

自己愛障害としてのパーソナリティ障害

広い意味での「自己愛」という概念がわかりにくいという方が少なくありません。「自己愛とは結局、何ですか」という質問を受けることもあります。そういう方には、自己愛とは「自分を大切にする力」だと説明しています。

自己愛がうまく成長していないと、自分を本当の意味で大切にできないのです。自己愛が、目先の欲求を優先して満足を求める段階に、留まっていることもあります。いわゆる「自己愛的」というのは、そういう状況を指すのですが、その場合も本当の意味で自分を大切にしているとは言えません。大切にしているようで、実は損をしているということがよくあるのです。

また、自分を傷つけたり、自分を過度に卑下したり、自分の気持ちを殺してまで相手に合わせたり、損な役回りばかり引き受けたりする人も、自己愛に傷を抱えていることが多いのです。

こうした自己愛障害が極端になると、ある部分で過剰に自分を守ろうとしたり、自分にこだわり過ぎる一方で、別の部分では自分を過度に粗末にするというアンバランスが起こるようになります。

パーソナリティ障害は、まさにこうした自己愛の失調状態だとも言えるのです。

コフートが自己愛障害として扱ったのは、自己愛性パーソナリティ障害だけでした。自己愛性パーソナリティ障害というのは、第2編で詳しく述べますが、自分を特別視し、誇大な願望を抱き、自信過剰で相手を見下した態度を取り、思いやりが乏しいなどの特徴を持つパーソナリティ障害です。まさに自己愛が肥大した状態だとも言えます。

コフートはこうした状態が、実は自己愛の傷つきを補おうとして生じるのだということを、さまざまなケースの分析から明らかにしました。つまり、傲慢《ごうまん》で自信過剰な表の姿の裏にあるのは傷ついた自己愛だったのです。

彼の理論を受け継いだり発展させた臨床家や研究者は、違うタイプのパーソナリティ障害にも自己愛障害が認められることを見出し、その概念を広げていきました。たとえば、アメリカの精神分析医であるジェームズ・マスターソンは、境界性パーソナリティ障害を自己愛的防衛がうまくいかなくなって、自分を守りきれなくなった状態だと考えました。

ユング派の分析家のカトリン・アスパーは、自己愛障害には、自己愛が肥大する陽性の自己愛障害と、逆に自己愛が小さく縮んでしまう陰性の自己愛障害があることを指摘しました。

自己愛がマイナス方向に肥大する陰性の自己愛障害（陰性自我肥大）では、自分の無価値感や自信欠乏に苦しむことになります。境界性パーソナリティ障害、回避性パーソナリティ障害、DSM-Ⅳにはありませんが、自己敗北型パーソナリティ障害で見られやすい状態だと言えるでしょう。

さらに、反社会性パーソナリティ障害や妄想性パーソナリティ障害、強迫性パーソナリティ障害などのケースでも、自己愛障害がベースにあることが明らかになってきました。多くのパーソナリティ障害は自己愛障害の側面を持っているのです。パーソナリティ障害を自己愛障害として理解すると、いろいろなことがすっきりと見えてきます。パーソナリティ障害の人は、自分にとらわれ、自分に強いこだわりを持っていますが、こうした特徴も自己愛障害ゆえに生じることだと言えます。

誇大自己と親のイマーゴ

では次に、自己愛障害がどのようにして作られるのかを見ていきましょう。

自己愛がうまく発達するためには必要なプロセスがあります。そのプロセスが損なわれると、さまざまな自己愛障害が起こるのです。

コフートは、このプロセスをうまく説明しました。コフートの理論を理解すると、自己愛が膨らんだり萎《しぼ》んだりすることがどうして起きるのか、また、パーソナリティ障害の人がしばしば示す不可解な反応の根っこも、一層わかりやすくなります。

コフートは、未熟な段階の自己愛が成熟した自己愛に至るのには、二つの発達ラインがあると考えました。「誇大自己」と「理想化された親のイマーゴ」です。

誇大自己とは、何でも思い通りになると思っている万能感に満ちた自己愛です。幼い頃には誰もが誇大自己に強く支配されています。自分が特別な存在であると考え、空想したことが簡単に実行できるかのような錯覚を起こします。

発明家エジソンの伝記には、ふくらし粉を飲めば体がガスで風船のように膨らんで、宙に舞い上がるのではないかと考えたエジソンが、友達に大量のふくらし粉を飲ませて、重体にしてしまうというエピソードが出てきます。

シュバイツァーの自伝『水と原生林のはざまで』には、甘やかされて育った幼いシュバイツァーが蜂に刺されたとき、わざと大泣きしてみんなを振り回したことが書かれています。

幼い頃というのは、何でも思い通りになり、自分に注目してくれているという感覚のなかで生きているわけですが、コフートによると、幼い時期にこうした誇大自己の欲求がほどよく満たされつつ、同時に緩やかに断念させられていくことが、次の段階への成長に必要だというのです。

ところが、あまりにも急激にそうした満足が奪われてしまったり、いつまでも満たされ過ぎていると、自己愛の成長が損なわれ、その段階に留まってしまうのです。

一方の、理想化された親のイマーゴとは、自分の願望を満たしてくれると同時に、自分を支配している万能の神のような存在に映し出された自己愛です。幼い子どもは現実の親をモデルとして、心の中の理想像であるイマーゴを育みます。

幼い頃、子どもは親を神のような存在と考えているのが普通です。母親は自分の思いを何でも満たしてくれると同時に、言うことを聞かないと怖い存在でもあるからです。

大きくなるにつれ、親も不完全で弱いところもある存在だということに気づいていきます。そうした過程を経て、理想化された親のイマーゴは、現実的な理想や尊敬といったものに成熟していくわけです。

しかし、それが偉大なものとしては存続し過ぎたり、あまりにも急激に親の弱い面や醜《みにく》い面を見せられて強い失望を味わうと、理想化された親のイマーゴがうまく成熟できないのです。つまり、親のイマーゴが過度に理想化された、あまりにも強力なものとしてその人を支配したり、逆に誰に対しても尊敬や信頼を抱くことができない人物になってしまいます。

パーソナリティ障害の人では、親のイマーゴがバランス悪く存在しています。強力過ぎるか、弱過ぎるかのどちらかに偏っているのです。パーソナリティ障害の人は親との関係で躓き、親に対してこだわりを持っている人が大部分なのですが、それは親のイマーゴを卒業できず、大人になっても引きずり続けているということでもあります。

コフートは、自己というものが顕示的な誇大自己という一つの極と、理想的な親のイマーゴというもう一つの極を持ち、両者の統合されたものであるとし、「双極的自己」と呼びました。親が子どもの顕示的欲求を映し返したり、共感的に子どもを受け止めることができないと、両者のバランスのよい発達が妨げられ、この双極的自己の統合がうまくいかなくなるのです。

自己対象とその代用品

コフートの自己愛理論には、パーソナリティ障害を理解する上で、非常に役に立つ概念がほかにもあるのですが、そのなかで特に重要なものを紹介しておきましょう。一つは「自己対象」という概念です。

自己対象とは、自己愛を鏡のように映し返し、支えを与えてくれる心の中の存在のことです。具体的に言えば、まずその人にとっての母親の存在というものが挙げられるでしょう。

母親の存在とは、母親という別の人間であると同時に、その人の心の中では自分の所有物のようなものでもあります。自己対象とは、〈自己〉の延長のようなものであるとともに、〈対象（他者）〉でもある存在だと言えます。

自己愛が発達していく上で、自己対象がとても重要な役割を果たすことをコフートは力説しています。

幼い頃、母親はその子の欲求を満たしてくれ、世話をしてくれ、少しでも進歩すれば満面の笑みでほめてくれ、悲しいときや不機嫌なときにはあやしてくれ、眠くなれば子守歌を歌って寝かしつけてくれたのです。まさに痒いところに手が届くように、かしずいてくれたわけです。自己対象としての母親は、まさに自己愛を直々に満たしてくれる存在だと言えます。

しかし、その子が成長するにつれて、必ずしも現実の母親がいなくても、その子は自分を支えられるようになります。つまり、心の中に取り込まれた母親という存在(つまり、自己対象)が、その子を支えてくれるようになるからです。母親がそばにいなくても、その子は母親とのつながりや見守りを感じることができるわけです。たとえ母親が亡くなってしまったような場合でも、その子の中に母親に大切にされた記憶があると、心の中に取り込まれた母親との思い出が、その子を支え、守ってくれるのです。

自己対象とは、もともとそうしたものとして、守護神のようにその人を支え、守ってくれるはずのものですが、本来の発達が損なわれると、自己対象も未熟な段階に留まってしまいます。

そうなると自分で自分を支えきれず、絶えず他者から賞賛や慰めを与えてもらうことが必要になるのです。ちょっとでも目の前からそうした存在がいなくなると、すぐに不安に襲われたり、元気がなくなってしまいます。

未発達な自己対象しか持たない人にとって、身近な周囲の他者もまた、自分の自己愛を支えるための「自己対象の代用品」として利用されやすいと言えます。恋人、配偶者、そして、もっとも多いのは子どもです。

子どもが、未熟な親によって自己対象の代用品にされてしまうということは非常に起こりやすいことです。さらにそれは子どもの自己愛の発達を妨げ、同じような問題を子どもにも植えつけてしまう危険があるのです。

身近な他者によっても紛らわすことができない場合は、もっと危うい「代用品」に走ってしまうこともあります。すなわち、アルコールやドラッグや場当たり的なセックスです。自己対象が本来の成熟を遂げていない人は、アルコールやドラッグ、セックスに溺れやすいと言えるでしょう。

自己愛的怒り

もう一つは「自己愛的怒り」というものです。

誇大自己が濃厚に残っている人では、自分の思い通りにならない状況にぶつかったとき、自分の側に問題があるとは考えず、自分の思いを不当に邪魔されたと受け取り、激しい怒りにとらわれるのです。誇大自己が万能感やプライドを傷つけられたときに感じる強い怒りを、コフートは「自己愛的怒り」と呼びました。

「キレる」というのは、まさにこの「自己愛的怒り」の状態なのです。

自己愛的な怒りにとらわれたとき、その人にとって、すべての非は相手側にあると見なされています。客観的に自分を振り返る視点は失われてしまっているのです。あと先を考えない激烈な攻撃が引き起こされます。ときには、攻撃の矛先《ほこさき》が自分自身に向けられることも少なくありません。

パーソナリティ障害の人の激しい反応を理解する上で、「自己愛的怒り」はとても納得のいく概念です。傷つけられた自己愛を回復するために、人は命さえ投げ出すのです。奇妙なことですが、自己愛とは命よりも上に位置するものなのです。

コフート自身が認めているように、この自己愛的怒りの概念は、クラインの「妄想分裂ポジション」と重なる部分が少なくありません。理論の枠組みは少し違っていても、ほぼ同じ現象について述べているのです。

認知療法から見たパーソナリティ障害

これまで述べてきた理論は、主に精神分析から発展したものばかりです。それとはまったく違った原理に基づいて、パーソナリティ障害を理解しようとする理論もあります。そのなかでも重要かつ実際に役立てやすいのが認知療法の考え方です。

認知療法はアメリカの精神科医アーロン・ベックによって創始された治療法です。

認知療法では、パーソナリティ障害を間違った適応戦略の結果だと考えます。ベックは心の働きを、外界からの情報入力に対して行動を出力する一種の情報処理として考えます。それによって人は環境に適応するために必要な行動を取っているわけですが、パーソナリティ障害の人では適応にとって不利な行動を取ってしまうのです。

それは情報処理の仕方に一定の偏りがあるために起こってしまうのです。なぜ、そんな不利な適応戦略を身につけてしまったかというと、そうすることが有利だった時期があったためです。

「狼と少年」という有名な寓話があります。あるとき、少年が「狼だ、狼だ」と騒いだら、村の人々はびっくりして鉄砲や武器を持って駆けつけてきた。それですっかり悦に入った少年は同じことを繰り返すようになった。ところがある日、本当に狼が現れたとき、少年は「狼だ」と叫んだが、村人は誰も助けにこなかった。

この少年も寂しかったのでしょう。愛情や関心に飢えていたのだと思います。最初のうちは「狼だ」と騒ぐことで、彼の自己顕示的な欲求や関心を得たいという欲求は、満足を得ることができたのです。それで味をしめて身につけてしまった誤った戦略が、結局は彼の身を滅ぼすことになったのです。

人にはそれぞれ情報処理の一定のパターンがあり、認知療法ではそうしたパターンを「スキーマ」と呼びます。スキーマには、さらにその人が世界認識の原理としている「信念」と、行動の基本方針としている「方略」があります。

たとえば、先の少年のようなタイプの人は、「注目されることは心地いい。注目されないと自分は無価値になる」という信念を抱いています。

そして、「人をあっと言わせなければならない」「正しいことよりも、驚かすことが優先だ」という方略に基づいて行動してしまうのです。その結果、人々はたいして驚きも注目もしなくなり、ただ信用を失う結果になるのですが、それでもこのような行動をやめられないのです。

境界性パーソナリティ障害の人であれば、「自分は価値のない人間だから、人はどうせ私を見捨てるだろう」という信念を抱いています。そして、「見捨てられるなら、こっちから見捨てたほうがましだ」「見捨てるのなら、それを後悔させねばならない」という方略が出てくるわけです。

あとで述べますが、認知療法では間違った信念や方略を指摘し、それを修正していくことで、認知や行動をより適応的なものに変えていこうとします。

個人レベル、認知レベルの問題を追究するだけでは限界が

ＤＳＭなどの診断基準では、パーソナリティ障害を、その人の感じ方、考え方といった個人レベルの問題として理解しようとします。精神分析的な捉え方も、認知療法的な捉え方も、その人の偏りや認知の歪《ゆが》みとして受け止め、その偏りや歪みを修正することで、治療を進めていこうとします。

しかし、パーソナリティというものは、その人個人のものというよりも、他者との関わり方のスタイルという面をもちます。他者との関わり方が、自分自身との関わり方にも直結しています。頭で考えると、まず自分自身との関係があって、それから他者との関係があると思われるかもしれません。けれども、実際は、まず他者との関係があって、そこから自分自身との関係が始まっているのです。なぜなら、人が最初に出会うのは、自分自身ではなく、母親という他者だからです。

クラインの対象関係論は、母親から始まる他者との関係が、他者との関係全般に及ぶことを述べたものだと言えますが、あくまでも、子どもの側の視点で、しかも情緒

的なつながりよりも、認知的な観点から捉えようとします。しかし、子どもと母親という関係の本質を、子どもの側、母親の側と分けて、情緒的なつながりを抜きに、捉えることができるでしょうか。

認知療法では、他者との関係を、その人の側の認知の偏りや悪い思考パターンの問題として扱います。受け止め方を変えることによって、感情の暴走をコントロールしようとします。けれども、母親と会うたびにイライラしてしまうとか、子どもを愛せないといった問題を抱えている人にとって、関わり方や受け止め方だけを変えて対処しようとしても、限界があります。他人といると気詰まりで落ち着かないとか、恋愛が長続きしないといった問題も同じです。そこには、もっと深い問題がからんでいるのです。人と人との関係を、もっと根本的なレベルで左右する問題です。それは、その人個人の問題として、思考のレベルでいくら追求したところで、見えてはこないのです。では、その根本的なレベルの問題とは何なのでしょうか。

愛着から見たパーソナリティ障害

その答えとして浮かび上がってくるのが愛着という問題です。愛着は、幼い頃に、母親との間に形成される絆です。それは単に心理的な絆ではなく、生物学的な絆です。なぜなら、愛着という仕組みは、人間だけに進化したものではなく、哺乳類全般に共有される仕組みだからです。愛着は、子どもが母親からはぐれないようにし、外敵から守るだけでなく、安心感の獲得や発達に不可欠なものです。実際、動物の場合、母親との間に愛着が形成されないと、生き残ることさえ難しいのです。生き残っても、社会生活に著しい困難を引き起こします。不安が強く、他者と交われなかったり、攻撃性がコントロールできなかったり、伴侶の獲得や子育てができないという問題を生じてしまうのです。

人間も基本的に同じです。愛着が不安定な人は、基本的な安心感や他者に対する基本的信頼感というものをもつことができず、他者との関係が不安定となってしまうのですが、まさに、それは、パーソナリティ障害の人が抱える生きづらさに通じる面があります。実際、パーソナリティ障害に苦しむ人の多くが、不安定な愛着を抱えているのです。重症なケースほど、愛着の問題が深刻なのです。

愛着という現象を発見し、その精神医学的な意味を確立したのは、イギリスの精神科医ジョン・ボウルビーでした。彼は、疎開児童や戦災孤児たちが、発達の問題や特徴的な対人関係の問題を抱えやすいことを知り、母性愛剝奪がその原因であると考えました。その後、さらに研究を続けた結果、問題の本質が、養育者との特別で持続的な結びつきである愛着がダメージを受けることによるということを突き止めたのです。

愛着の問題は、当初は、幼くして母親を喪ったり、虐待やネグレクトを受けて育った子どもに限った、例外的な問題と考えられていました。しかし、その後、研究が進むにつれ、不安定な愛着を抱えた子どもが、全体の三分の一もおり、特に混乱がひどく不安定な愛着のケースでも、一割に達することが知られるようになると、意外に身近な問題であることがわかってきました。

不安定な愛着を抱えた子どもの七割程度は、大人になっても不安定な愛着を抱えてしまいます。また、幼い頃は安定した愛着を示していた子どもでも、その後の体験に恵まれないと、一部は不安定型に変わります。成人の愛着のタイプは、愛着スタイルと呼ばれ、親との関係だけでなく、他者全般との関係にも共通した特性を示します。不安定な愛着スタイルには、回避型（愛着軽視型）、不安型（とらわれ型）、恐れ・回避型、未解決型などのタイプがあります。さまざまなタイプのパーソナリティ障害を理解するうえで、愛着スタイルという観点は、とても助けになります。

たとえば、もっとも情緒不安定なタイプのパーソナリティ障害の人では、とらわれ型や未解決型の人が多いと言えます。また、昨今増えている回避性パーソナリティ障害や自己愛性パーソナリティ障害の人では、ベースに回避型愛着スタイルを抱えていることが多いと言えます。

愛着や愛着スタイルについて、もう少し詳しく知りたい方は、拙著『愛着障害』『回避性愛着障害』（いずれも光文社新書）などをご参照ください。

パーソナリティ障害の人は、親との関係に長年苦しみ、親とぎくしゃくしていたり、親に対する憎しみや怒りにとらわれていたり、逆に良い子を演じすぎたり、親に過度に合わせすぎたりする人が多いことが経験的に知られていましたが、その根底に親との不安定な愛着があると考えると、納得しやすいのです。

「とらわれ」というワナ

これまで見てきたように、パーソナリティ障害という概念は、さまざまな捉え方をすることができます。いろいろな理解の仕方を見ていくことで、パーソナリティ障害というものがより立体的に見えてきたのではないかと思います。捉えるアングルは異なっても、結局見ているものは同じですから、理論の違いを超えた共通項があることも、おぼろげに感じられたのではないでしょうか。

その重要な共通項を一言で言えば、「とらわれ」という言葉で表現できるかもしれません。思考や感情のワナのようなものに陥って身動きが取れなくなっているのです。それはある意味「視野狭窄《きようさく》」と言えるかもしれません。狭い視点でしか物事を考えることができないわけです。

もう少し広い視野で考えれば違って見えることなのに、自分という視点や、ある偏った見方でしか見ることができないのです。柔軟性を失い、修正が利かないのも、この「とらわれ」ゆえです。

したがって、パーソナリティ障害を克服していく上で、とらわれから脱するということが重要になります。不安定な愛着がかかわっているケースでは、とらわれを生む根っこに、親からの否定的な評価や愛されなかったという思い、逆にかまわれ過ぎたものの、支配され、主体性を奪われてしまったというバランスの悪い状況がからんでいるものです。その点を自覚することが、無意識の支配を打ち破ることにつながるのです。

デメリットばかりではない

このように見てくると、パーソナリティ障害というものは、デメリットばかりのように思えますが、実はプラスの側面もあるのです。

パーソナリティ障害の人は、その偏りやとらわれ、傷つきやすさのために、しばしば生きづらさを抱えています。しかし同時に、そうしたなかで、生きていく上での特別の能力や個性を発達させることも多いのです。

偏りやとらわれも、ねじりの利いたバネ同様、大きなエネルギーを生み出し得るのです。傷つきやすさや安心感の乏しさも繊細な感性や他者に配慮する能力につながります。また、自他の境界のあいまいさや現実感覚の脆《もろ》ささえも、常識を超えた発想や創造的な能力の源泉となり得ます。

あとの章で見ていくように、創造的な仕事をする人には、パーソナリティ障害を抱えていた人が少なくありません。偉人と呼ばれるような人も、多くはパーソナリティ障害やその傾向を持ち、生きづらさに苦悩するなかで、独特の生き方を開花させた人たちなのです。

もちろん、そうした長所が活かされるためにも、ある程度の現実的能力が伴うことが必要になります。現実的な能力とのバランスによって初めて、独創的な発想や繊細な感性というものも活かされる道を見出すのです。

(2) パーソナリティ障害の原因を探る

素質か養育か、それとも体験か

(1)項ではパーソナリティ障害がどういうものであるかのアウトラインを説明しましたが、この項ではパーソナリティ障害の原因がどこにあるのかについて、探ってみたいと思います。

前項で紹介した「精神病質」という概念は、主に素質的な要因に原因を求める考え方に基づいています。一方、クラインやコフートの説は、主に養育や親子関係に原因を求める理論だと言えます。

「精神病質」という概念から「パーソナリティ障害」という概念に移行した背景にも、素質的な要因一辺倒から、養育などの環境的な要因を重視する方向への歴史的なシフトがありました。

その一方で、ここ三十年ほど分子生物学の発展や画像診断技術の進歩により、遺伝的要因や脳の器質的な要因を見直す動きが出てきています。精神分析が提示した養育や環境要因に原因を求めることも、それ一辺倒になると、現実とそぐわなくなってしまったわけです。

実際のところ、生まれ持った要素と後天的に培《つちか》われたものの両方が関与していて、どちらか一方ということはあり得ないわけです。

生まれ持った要因（素質的要因）としては、遺伝的要因と非遺伝的な原因で生じた器質的要因があります。育った環境や体験による要因（後天的要因）としては、環境的要因（養育、同胞、遊び友達、学校、地域社会、メディアの影響、職業生活、家庭生活などの社会的体験、心的外傷体験など）、事故などで後天的に生じた器質的要因が入ることになります。

しかし、素質的な要因か後天的な要因かという区別は、実際にはとても難しいものです。小さい頃の性格が大きくなってすっかり変わってしまうことはよくあるわけですが、それが遺伝的な素質によるものなのか、環境や体験によるものなのかは、ただ推測するしかないわけです。

そこで研究などによく用いられるのは、遺伝的要因と環境的要因という分類です。

原因はどれか一つではない

分類	要因	内容	
分類A	素質的要因	遺伝的要因 非遺伝的な原因で生じた器質的要因	区別は難しい
	後天的要因	環境的要因 後天的に生じた器質的要因	
分類B	遺伝的要因	遺伝子による影響のみ	
	環境的要因	それ以外のすべて	
分類C	生物学的要因	遺伝的要因、器質的要因	これも区別は難しい（相互に影響する）
	心理社会的要因	器質的要因を含まない環境的要因	

この分け方ですと、遺伝的要因は遺伝子による影響だけを言い、それ以外の要因はすべて環境的要因ということになります。

つまり、環境的要因のなかには、非遺伝的な原因で生じた器質的要因（たとえば、病気や外傷、栄養不足などの影響）も含まれるわけです。

もう一つ、よく使う分け方に、生物学的要因と心理社会的要因という分類があります。生物学的要因とは遺伝的要因と器質的要因を指し、心理社会的要因とは器質的要因を含まない環境的要因を指します。

この分類は、一見とても明確で実際的に思えるのですが、なかなかそうはいきません。というのも、生物学的要因で何か問題を抱えている子は、しばしば育てにくい傾向があり、そのため親のほうも苛立ったり、過度に厳格になってしまいやすいのです。その結果、虐待や過保護、過干渉といった問題を生じやすくなります。

また、社会生活でも孤立したり、いじめを受ける危険も高くなりがちです。そのためどこまでが生物学的要因で、どこからが心理社会的要因なのかは、実際には渾然《こんぜん》一体となって区別がつきにくいわけです。

さらにややこしいことに、虐待を受けたり、適切な養育を受けていない子では、成長が遅れたり、さまざまなアクシデントに見舞われて、ケガや危険な目にあったことが多い傾向にあります。つまり、心理社会的な要因が生物学的な要因にも影響を与えるわけです。

どういう分け方をするにしろ、パーソナリティの形成には、遺伝的要因と環境的要因、生物学的要因と心理社会的要因の両者がいずれも関与しているわけです。どちらか一つではないことは言うまでもありません。

遺伝的要因の関与の割合は?

どの要因が関係するとしても、いったい、どちらがどれくらいの割合で関与しているのかということが、気になる方もいるかもしれません。

遺伝的要因が関与する割合（遺伝率）は、双生児による研究から推定することができます。ある疾患の遺伝率を求める場合、一卵性双生児と二卵性双生児で、一人がその疾患にかかっているとき、もう一人のきょうだいがその疾患にかかる割合（一致率）を調べます。

遺伝率が高い疾患では、二卵性に比べて一卵性双生児での一致率がとても高くなります。逆に遺伝率が低い疾患だと、一卵性双生児と二卵性双生児での一致率にはあまり差がなくなります。

このようにして、さまざまな疾患の遺伝率が求められています。最近の研究でパーソナリティ障害の遺伝率も報告されています。それによると、およそ五～六割といったところです。

遺伝的な要因の関与や脳の器質的、機能的な問題を示すデータが次第に蓄積されていますが、まだ解明途上の段階です。

もっとも重要な「環境」は親

遺伝的要因も確かに関与しているわけですが、「性格」部分の形成では、ことに環境的要因の影響が大きいと言えます。そのなかでも重要なのは親との関係です。性格の原形を形作る上で、親との関係にもいくつかの段階があります。

まず最初の段階は乳児期で、この時期は愛着を形成し、それに基づいた基本的安心感を獲得する時期です。小児科医であり児童精神科医の草分けであるドナルド・W・ウィニコットは、この過程がスムーズにいくためには、「グッド・イナフ・マザー」が必要であると言っています。

このグッド・イナフ・マザーは、子どものことに没頭し、痒いところにも手の届く愛情深い母親です。まず母親の「母性的献身」によって世話と愛情を与えられることが、愛着形成という最初のステップをクリアするために必要なのです。

ところが不幸にして、この段階で適切な愛情が与えられないと、安定した愛着を形成するのに失敗するとともに、外界や他者に対して根源的な不安や恐怖を抱くようになってしまうのです。一歳半までの期間は、母親はできるだけそばにいて、絶えず目を配り、子どもの求めや反応に応えてあげることが大事なのです。

求めても反応が乏しかったり無視されたりすると、安定した愛着が育めず、回避型や両価型の愛着を示すようになります。両価型は、過度に母親に依存し、母親を求めようとする一方で、思い通りにならないと、母親に怒りや攻撃を示すのが特徴です。後に、このタイプは、不安型（とらわれ型）の愛着スタイルへと発展しやすいのです。この段階で躓《つまず》くと、基本的安心感や信頼感が乏しい、極めて不安定なパーソナリティや、極度に回避的なパーソナリティになりやすいと言えます。

次の段階は母子分離の段階です。この段階は自立の最初のステップを達成するとともに、自分と対象との違いを明確に理解する時期でもあります。さらには、目の前にいなくても、対象が連続性を持った存在であるという対象恒常性も獲得していきます。したがって、この段階の躓きは依存傾向を生むと同時に、全体対象関係や対象恒常性の獲得の失敗となって現れます。この段階の躓きも、依存性パーソナリティ障害や境界性パーソナリティ障害などの原因となると考えられています。

さらに次の段階として、外界や同年代の子どもへの興味が高まり、行動範囲が広がるとともに、自我理想の獲得の段階がきます。親や周囲の年長者は尊敬できる対象として、また、本人の目標として取り込まれます。ところが、この段階で本人が強い失望を親に対して味わってしまうと、自我理想の形成がうまくいかなくなるのです。自己愛性パーソナリティ障害や演技性パーソナリティ障害、反社会性パーソナリティ障害では、この段階の問題がしばしば関係しています。

このように幼年期において、親は時期によって役割を少しずつ変えながら、重要な役割を担い、子どものなかに性格の原器を形作っていくのです。

社会的体験の影響

子どもの活動範囲が広がるとともに、子どもの体験は広がりを持ちます。親子関係に多少問題があっても、そうした体験によってバランスが修正される場合もあれば、逆に早期の社会的な体験が過酷過ぎたり偏ったものであると、当然、その影響が出てきます。

学校や地域社会での体験、交友や遊び、スポーツや学業で味わった経験もパーソナリティの形成を左右するのです。ネガティブな体験をすれば、人は当然ネガティブな人生観や対人観、世界観を持ちやすいと言えます。

パーソナリティ障害の人の生活歴をたどると、トラウマ体験や迫害体験、被強要体験などのネガティブな体験によく出会います。トラウマ体験としては死別や別離、虐待、犯罪被害、事故、災害、病気などがあります。迫害体験としてはいじめや孤立がしばしば出会うものです。被強要体験としては無理やりに勉強やお稽古事、スポーツをやらされたというものがもっともありふれたものです。

ネガティブな体験とともに最近多くなっているのは、社会的な体験自体が不足している若者が増え、回避的な傾向と悪循環を形成しやすいことです。メディアに依存する人では、回避的な愛着スタイルの割合が多いことが報告されています。

発達の問題との関連

パーソナリティ障害の一つの要因として発達面の問題にも徐々に注目が集まっています。人格的な偏りが見られる人では、子ども時代から何らかの発達面の問題を引きずっているケースが少なくないのです。

児童期の問題についての認識が乏しかった頃には、問題があっても「普通」だと見逃されがちであったのですが、今では認識が進み、問題の存在に気づかれるようになってきました。その代表的なものが、注意欠如・多動性障害（ＡＤＨＤ）とアスペルガー症候群です。

ＡＤＨＤは主に行動のコントロールに問題を抱え、多動で不注意で、衝動的な傾向を特徴とします。一方、アスペルガー症候群のような自閉症スペクトラムでは、社会性や対人関係の面に困難を抱え、視線を合わせない、コミュニケーションや対人関係に消極的だったり、一方通行になる、相手の気持ちや場の空気を読むことが苦手で、周囲からズレてしまったり、浮いてしまいがちです。

ＡＤＨＤと自閉症スペクトラムが同居することも少なくありません。こうした発達障害を持つ子どもたちはとても過敏で、体を触られることを嫌がったり、偏食が激しかったり、音や光に敏感だったり、こだわりが強かったり、一つのことばかりにのめり込みやすい傾向があります。

基本的にマイペースで、自分から何かをすることには強い関心や根気を示しますが、人から教えられたり、強いられたことはまったく受けつけません。それでも思い通りにさせられたり、自分のペースでやっていることを邪魔されると、癇癪《かんしゃく》を起こして爆発してしまいます。

発達障害は遺伝的な要因や胎生期、周産期、乳幼児期に起きた中枢神経の障害（たとえば、分娩時のトラブルや脳炎などの後遺症）という器質的な要因が基盤にあって、機能的な発達の問題を引き起こしていると考えられていますが、実際のところ、原因がはっきりしないケースも多いのです。

ＡＤＨＤや自閉症スペクトラムのような発達障害を抱えている子どもたちは、どうしてても集団生活がうまくいかなかったり、トラブルを起こしたり、孤立してしまったりして、社会的な体験がつらいものになりがちです。

また、親や先生や先輩からも否定的な扱いを受けたり、いじめやいびりのターゲットにされることが多いのも実情です。そうした否定的な経験の積み重ねは、当然、対人観や自己観を劣悪なものにし、パーソナリティの形成に大きく影を落とすことになります。

発達障害自体がパーソナリティ障害へと発展するのか、それとも発達障害の抱えるハンディが心理社会的な体験を不利なものにして、パーソナリティ障害になりやすい要因（危険因子）となるのか、その点については今後の研究を待たねばなりませんが、発達障害のある子では、本人の特性を理解し、できるだけポジティブな社会心理的体験が積めるように配慮することが重要だと思います。

もう一つの環境要因——社会的要因

一九八〇年代以降、日本でも境界性パーソナリティ障害が徐々に増え始め、この十年ほどではごく普通の家庭でも、境界性パーソナリティ障害などのパーソナリティ障害が非常に頻繁に見られるという事態になっています。

精神科の外来に救急で受診するケースにも、境界性パーソナリティ障害が占める割合が急増しているのです。アメリカ並みの四分の一程度に達する日も近いと思われます。

なぜ、これほどパーソナリティ障害が広がっているのかと考えたときに、個々人の素質的な要因や個々の家庭の養育に責任を負わせることでは、説明がつかないということになります。実際、それほど養育にも問題なく、両親ともにきちんとした人で、子どもにも愛情を注いでこられたというケースが少なくないのです。

社会全体でパーソナリティ障害が増えているとすると、社会が抱えている問題が原因として関係していると考えざるを得ません。むしろ社会を覆うような問題が広く影響を及ぼして、少しでも素因を持った若者を、パーソナリティ障害の方向に歪めてしまっているのではないかと考えたほうが納得がいくわけです。

社会とパーソナリティ障害という観点から考えると、現代社会にはパーソナリティ障害を生み出しやすいさまざまな不利な要因が働いていることがわかります。

一つは核家族化です。核家族化によって何が起きたかと言えば、子どもたちを取り巻く雑多な人がいなくなって、子どもは親と少数のきょうだいとだけ暮らすようになりました。かつては祖父母や叔父、叔母などの立場の違う多様な構成員が子どもたちを取り囲み、違った角度から相手になってくれていたことを思うと、非常に単純化したと言えます。

さらに親との関係が非常に濃厚になり、逃げ場のないものになってきました。親と子どもしかいないのですから、親の影響力は大家族で暮らしていた頃に比べて、はるかに強いものとならざるを得ません。どんな親でも偏りや欠点を抱えています。そうした悪い部分の影響を子どもはまともに被るようになったと言えるでしょう。

昔だったら祖父ちゃんや祖母ちゃんがいて、その影響を少し中和してくれていたのが、そうした緩衝材の役割をしてくれる人がいなくなったために、親の支配や影響を子どもはまともに受けるようになったのです。

ことに親が不安定な面や強い不安を抱えている場合、親の気分の波や不安に子どもも揺れ動かされることになります。小さい子どもにとって、親、ことに母親は世界そのものと言っても過言ではありません。母親が感じるように子どもも感じることで、子どもは世界を体験することを学んでいきます。母親が悲しければ自然に悲しみは子どもにも乗り移ります。

密室状態の家庭で親とばかり顔をつき合わせて暮らす子は、かつて大家族で暮らしていた子どもとは比較にならないくらい、親の性格的な影響を被りやすくなっています。そして、往々にして起こることですが、いい影響よりも悪い影響が強く出やすいのです。

親のパーソナリティの問題と子どものパーソナリティの問題というのは、単に遺伝的な影響よりも、むしろ養育を介しての影響が大きく、現代では一層重要な問題となっていると言えます。

母親との密着は、裏を返せば、父親不在が強まっているということでもあります。父権が弱まり、社会の母系化が進んでいます。父親は働き手として留守がちで、長時間労働や単身赴任で、子どもとあまり顔を合わさないということも珍しくありません。父親が不在でも、母親や周囲の家族が父親に対して尊敬の気持ちをもっていれば、父親は尊敬すべき存在として、子どもの中に存在感を維持することができますが、むしろ父親が貶《おとし》められ、軽んぜられる状況が増えています。そうした中で、父親不在が進んでいるのです。拙著『父という病』（ポプラ社刊）でも述べたように、〝父親不在症候群〟の子どもでは、①母子分離の不全、②誇大な万能感と自己コントロールの弱さ、③不安が強くストレスに過敏な傾向、④三者関係が苦手な傾向、⑤実力以下の成績、⑥アイデンティティの問題といった課題を抱えやすいのです。これらの問題は、パーソナリティ障害の要因ともなり得ます。もちろん、母親や周囲の大人が補うことは可能ですが、そうしたリスクを、一見問題のない家庭の子どもも抱えやすくなっているのです。

思い通りになる環境、温存される幼い万能感

パーソナリティ障害を増やす上で一役買っている社会的な要因として、もう一つ重要なことは、とても手厚く過保護な環境で育つことが当然となっていることです。

パーソナリティ障害の人と接していて痛切に感じることは、とても幼い心の段階に留まっているということです。その幼さを端的に一言で言えば、何でも思い通りになることを期待し、それが叶えられないと、自分の気持ちを保てなくなるということです。

何でも思い通りになるという感覚は、小さい頃には誰もが持っているものです。そうした幼児的な万能感は、成長の過程で現実的な限界を見据えながら、折り合いを模索していけるものに成熟していきます。ところがパーソナリティ障害の人では、この幼児的な万能感が色濃く見られるのです。

こうした心の状態が生まれる原因には二つあります。一つは愛情や保護の不足した状況で、適切に守られずに育った場合です。その場合は、子どもは誇大な万能感を胸に抱くことで、どうにか心のバランスを保とうとします。かつては、こうしたタイプが多かったと言えます。

しかし、幼児的な万能感が温存される原因にはもう一つあります。それは過保護に守られ過ぎた環境で育ち、自分の願望は何でも満たされるのが当然だと思って育つことです。最近急増する若い人のパーソナリティ障害で多いのはこのタイプです。

多くのケースでは両方の原因が交じっています。一方の愛情不足と一方の過保護という組み合わせが、誇大な万能感を膨らませてしまう、もっともありがちな組み合わせです。

少子化や経済的な豊かさ、家事の自動化などにより、親が子どもに注ぐことができる時間は飛躍的に増えました。その一方で、親は自分の仕事や趣味に多くの時間とエネルギーを費やすようになり、子育ては絶対的に重要なことというよりも、一つの選択肢に過ぎなくなっています。

その結果、自分が直接手間をかける代わりに、さまざまな代替物で子どもの欲求を満たしてしまうということも起こりやすいと言えます。そうしたなかで、親と子の関係は確かな人間と人間の絆というよりも、互いの欲求を満たし合うギブ・アンド・テイクの関係に堕《だ》していきやすいのです。

最近の若者では、親を小間使いのように考えているということは珍しくありません。罪を犯して施設に入れられているのに、親に手紙を書くときは何の挨拶の言葉や近況報告もなく、ただ差し入れに送ってほしいもののリストを書き連ねるという子もいます。

そういう育てられ方の子を見ると、たいてい、小さい頃から親が過保護で子どものことを何でもしてあげていただけでなく、親が思い通りに支配していたというケースです。

境界性パーソナリティ障害のようなケースでも、親の愛情が明らかに不足していて、大切に扱ってもらったことがないというケースがある一方で、最近ごく普通の家庭でも多くなっているのは、過保護に育てられ、親の期待通りの「よい子」「優等生」として、ある時期までちやほやされた子が、ちょっとした躓きから自分がすっかりダメになったと思い詰め、それは親の育て方が悪いからだと責任転嫁し、自分を傷つけてしまうケースです。

単に過保護というだけでなく、親の期待や願望が優先されて、子どもを知らず知らず痛めつけてしまうということは、起こりがちなことです。

また、叱れない親や大人が増えていることもよく指摘されることです。実際、境界性パーソナリティ障害のケースでは、親が本人の前では機嫌を取ることばかり言い、陰では子どもに対する不満や悪口を並べるということも珍しくありません。

面と向かい合うとすっかり腰が引けてしまい、明らかに悪いことをしているのに叱ることもできないということも多いのです。必要なときに叱ってやれない甘い養育は、幼い万能感を、則《のり》をわきまえたきちんとしたパーソナリティに育ててやることができません。

こうしたことが起きやすくなっている背景には、思い通りに願望が満たされることがよいことであるという、現代人の価値観が影響していると言えるでしょう。ある意味、この社会自体が人格的な成熟や気高さよりも、万能感を追求することに価値を置いているわけです。

人柄が立派な人になることよりも、大成功したり、大金を稼いだりすることのほうに夢中になってしまうのです。そうした社会自体が幼い万能感を温存し、未熟な大人を作り出し、パーソナリティ障害を増やすことにもなっていると言えるでしょう。

操作可能な環境

さらにそうした状況を助長しているのが、科学技術の進歩によって環境さえも意のままに操れるという事態です。今では小さな子どもでも暑いと感じれば、窓を開ける代わりにエアコンのスイッチを入れます。エアコンのスイッチを入れっぱなしにしていることに、慣れっこになっている場合さえ多いでしょう。

そうした快適な環境で自分を環境に合わせるのではなく、環境のほうを自分に合わせることが当たり前になってくると、思い通りにならないことは、よけいストレスに感じられるようになります。以前であれば我慢するのが当たり前のことも、我慢が利かなくなってくるのです。

メールやネットの便利さに馴れてくると、以前より気が短くなる人が少なからずいます。すぐに欲求を満たすことが習慣になると、ちょっとでも待つということが、ひどく苦痛になってしまうのです。

今の若者世代は、生まれたときからクーラーがあり、小学生の頃から携帯電話やポータブルのゲーム機を持ち歩く世代です。いつでもどこでも、自分の欲求を思いのままに満たされて育つことは、環境に合わせて自分のほうをコントロールする力を弱らせます。このことはパーソナリティ障害を増加させる要因として、とても重要と言えるでしょう。

ある調査で、携帯電話の使用が頻回な中学生では、境界性パーソナリティ障害の傾向がより強く認められました。いつでも即座に自分の思いを聞いてもらったり、相手に反応してもらうことが当たり前になると、自分で自分を支えるということがよけいできなくなってしまいます。

境界性パーソナリティ障害の人は自殺企図をする前に、しばしば電話でそのことを予告したり、ほのめかしてから実行するということがあります。相手が動転し、心配して駆けつけてくれることを期待しているわけですが、境界性パーソナリティ障害の増加は電話という伝達手段の発展とも関係がありそうです。

もし電話や携帯電話がなかったら、何か困ることがあっても自分で解決法を考えるしかありません。すぐに電話をかけて人に頼ったり、結果的に人を振り回してしまうということも起こりにくいでしょう。手紙であれば書いているうちに気が静まって、結局手紙を出さないということになるかもしれません。

しかし、携帯電話の場合には頭を冷やす間もなく、やり取りがエスカレートし、極端な方向にも走りやすいと言えます。携帯電話の普及は、人々を境界性パーソナリティ障害的にするのに一役買ったとも言えるでしょう。

このように、メディアや通信手段も含めて、どんどん操作可能になる環境は人々を大人にするというよりも、子どものままに留めてしまう方向に働いてしまいやすいのです。その結果、パーソナリティ障害の増加ということにもつながると考えられます。

第2編　パーソナリティ障害のタイプ

――特徴、診断、背景、対処と克服など

三つのグループと十のタイプ

第2編ではそれぞれのパーソナリティ障害のタイプについて、その特徴や背景を見ていくとともに、どのように向かい合い、克服すればいいのか、各タイプごとのポイントを述べたいと思います。

DSM-Ⅳ（精神疾患の診断・統計マニュアル）の分類では、パーソナリティ障害は、大きくA群、B群、C群の三つのグループに分けられ、さらに十のタイプに分類されます。

A群は「オッド・タイプ」とも呼ばれ、非現実的な考えにとらわれやすい点を特徴とするものです。統合失調症や妄想性障害との関連があるとされ、シゾイド（統合失調質）パーソナリティ障害、失調型パーソナリティ障害、妄想性パーソナリティ障害の三つがあります。

B群は「ドラマチック・タイプ」とも呼ばれ、劇的な変動の激しさや自己アピールが特徴で、周囲を振り回したり、巻き込みやすいタイプです。周囲は本当にドラマでも見ているように、ハラハラドキドキすることになります。

パーソナリティ障害の分類

A群（クラスターA）　オッド・タイプ
シゾイドパーソナリティ障害 失調型パーソナリティ障害 妄想性パーソナリティ障害
B群（クラスターB）　ドラマチック・タイプ
境界性パーソナリティ障害 自己愛性パーソナリティ障害 演技性パーソナリティ障害 反社会性パーソナリティ障害
C群（クラスターC）　アンクシャス・タイプ
回避性パーソナリティ障害 依存性パーソナリティ障害 強迫性パーソナリティ障害

このグループには、境界性パーソナリティ障害、自己愛性パーソナリティ障害、演技性パーソナリティ障害、反社会性パーソナリティ障害の四つのタイプがあります。最近のパーソナリティ障害の増加は、このB群の増加による部分が大きいと言えます。そこで、本書では、B群のパーソナリティ障害に特に多くのページを割いて詳述してあります。

C群は「アンクシャス・タイプ」と呼ばれるもので、自己主張は控えめで不安が強く、自己本位というより他者本位なタイプです。回避性パーソナリティ障害、依存性パーソナリティ障害、強迫性パーソナリティ障害の三つのタイプがあります。

いわゆる「パーソナリティ障害」的な印

象は乏しく、むしろ日本では美徳とされてきた特徴を持った人たちだとも言えます。しかし、社会全体が自己本位な傾向を強めるなかで、さまざまな不利益や不適応を生じやすくなっています。

実際にみていくとわかるように、十個のタイプは、互いに重なる部分が少なからずあります。一人の人にいくつかの診断がついてしまうこともしばしばです。依存性と回避性やシゾイドと失調型、演技性と境界性といった組み合わせは、オーバーラップしやすいものです。

DSM－5の代替モデルでは、診断が重なるのを避けるために、タイプを、回避性、強迫性、境界性、自己愛性、失調型、反社会性の六つに減らしました。それによって、演技性や妄想性、シゾイド、依存性の各タイプがなくなりました。しかし、演技性パーソナリティ障害や妄想性パーソナリティ障害という診断が、まさにぴったりなケースも多数あることは事実で、そうした点も、新しく提案された診断基準が、新基準としては却下され、代替モデルに留まった理由の一つです。本書では、DSM－5でも引き継がれたDSM－Ⅳの十タイプ分類に従って、記述を進めていきたいと思います。

(1)境界性パーソナリティ障害

変動の激しいお天気屋さん

境界性パーソナリティ障害の最大の特徴は、変動が激しいということです。気分の面でもそうですし、対人関係や行動の面でも、短い間に別人のようにガラッと状態や態度が変わってしまうのです。

一時間前に、ニコニコ笑顔で別れたはずなのに、別人のように沈んだ呂律《ろれつ》の回らない声で、今、睡眠薬を飲んで手首を切ったと電話がかかってきたりします。冗談のつもりで言った些細な一言で顔色が変わり、ベランダから飛び降りようとしたり、プイといなくなったかと思うと家出してしまったりということが起こります。自分を傷つける自傷行為や自殺企図が多いのも特徴です。だんだんエスカレートすると、ちょっとしたことで一気に落ち込んだり、激情的になり、危険な行動に走ることも頻繁に起こるようになります。

そのためパートナーや家族は、次第に腫れ物に触るか薄氷でも踏むように、本人の機嫌や顔色をうかがいながら暮らすようになります。言いたいことや叱りたいことがあっても、また機嫌を損ねて大騒動になったり、自傷や自殺をされてはいけないと周囲が気を遣って暮らすのです。

このように周囲を心理的にコントロールしたり、振り回してしまうのが境界性パーソナリティ障害の一つの大きな特徴だと言えます。

こうした操作は、一時的には本人に利益をもたらします。周りは本人の機嫌を取り、言うことを聞いてくれます。周りが自分の思い通りにしてくれるので、見かけ上、本人も落ち着いているように見えます。でも、それは一時的なことに過ぎません。

パートナーや家族も、腹のなかではただ機嫌を取っているだけだと感じていて、どこか「作り事」の生活をしているような感じを持っています。本音の部分は本人の前では出せないので、ただ我慢しているのです。しかし、よほど献身的な家族やパートナーでも、いつまでもそんな生活を続けることはほとんど不可能です。

疲れが溜まり、いつものように機嫌を取る気力や心の余裕がないときもあります。いつものような優しい反応が返ってこないと、自分はもういらない存在だと思って、本人はたちまち不安になったり落ち込んでしまうのです。今までどんなに献身的に接してもらえていても、わずかな不足がすべてを台無しにしたように感じるのです。

境界性パーソナリティ障害の人はそんなときよく言います。「今までの態度は、やっぱり見せかけだったんだ」「どうせ自分のことを重荷に感じて、いやいややっていたんだ」「いやだったら、最初からしなければいい」。そう悪態をついてプイとそっぽを向いてしまうか、こちらが困ることをやり始めるか、自分を傷つけようとします。

周囲はそれに衝撃を受けて慌て、結局、本人の思い通りになっていたほうがましだと思います。こうして悪循環が際限なく繰り返されていきます。

こういうタイプの人が、今、どんどん増えていて、精神科の外来でも大きな割合を占めるようになっています。大人だけでなく、高校生、中学生、なかには小学生にも自傷や自殺企図、家出を繰り返して周囲を振り回し、コントロールしようとする子が目立つようになっています。

境界性パーソナリティ障害は、アメリカでは一九五〇年代頃からすでに問題視されていました。日本では八〇年代頃から徐々に目立ち始め、九〇年代以降、とても身近な問題となっています。一般人口の一・六%が該当するとされていますが、アメリカでは、六%にも上るという報告もあります。

より具体的に理解してもらうために、ケースをいくつか提示したいと思います。

ケース1　自傷を繰り返す少女

中学三年の女子生徒。小学六年生の頃からリストカットをするようになり、中学に入ってから一層エスカレートした。学校のトイレにこもって、安全カミソリでリストカットやアームカットを繰り返している。母親と弟の三人暮らし。父親は本人が小学二年のときに母親と別れ、他の女性と家庭を営んでいる。

口癖のように「死にたい」と言い、自殺を予告するようなことを口にする。熱心な教師に話を聞いてもらっているが、その教師がほかの生徒の相談に乗ったりすると、たちまち顔色が変わり、トイレにこもり始める。

ケース2　親に「責任を取れ」と迫る高校生

十七歳の女子高校生。両親に大切に育てられた。中学までは優等生だったが、念願だった高校に入って急に成績が落ち、母親に対して反抗的になるとともに過食と嘔吐を繰り返すようになった。気分の起伏が激しく、調子よく歌を歌っているかと思うと、真っ暗にした部屋で布団を頭までかぶって寝ている。

食事を持っていっても手をつけないが、夜中に冷蔵庫の物を勝手に平らげてしまう。様子を聞こうと話しかけると急に怒り出す。「お前の言う通りにしてきて、このざまだ。責任を取れ」と母親の髪を摑《つか》んで振り回したり、母親が大切にしているタペストリーをハサミで切り刻む。

そんなふうに爆発したあとでは、母親の機嫌を取るようなことを言ったりもするが、それも束の間、本人の気分次第でまた態度が変わる。

ケース3　家庭内暴力と薬物乱用の果てに

十九歳の男性。薬物乱用のため逮捕されて施設に送られてきた。体にはタトゥーが彫られ、根性焼きの痕もある。気持ちが落ち込み生きていても仕方がないと言い、イライラしていることが多い。

母親は父親よりずっと年下のお嬢さん育ちの女性だった。本人が覚えている母親の姿は、いつも鏡の前に座ってお化粧したり、洋服を取り替えて眺めている姿だった。母親が若い男性と不倫したため、小学一年のときに父母が離婚。母親は本人を引き取る気はなく父親に育てられる。

父親は本人の養育にかなり甘くすぐに金を与えていた。小四のときに父親が再婚し継母がきたが、まったくなつかず、その頃から反抗的になる。学校をさぼったり外泊を繰り返すようになったが、父親は摩擦を避け黙認していた。

中学に上がって急に体が大きくなると、継母の指導を嫌い、家庭内暴力が見られるようになったため、ワンルームマンションを借りて一人住まいをさせる。金がなくなると実家にやってきて暴れる。バンド仲間とつき合い始め、薬物を覚えてからますます生活が荒《すさ》んでいった。

ケース4　心と体に傷跡を抱えた女性

二十代半ばの女性。リストカットやアームカットを繰り返し、体には傷跡が生々しく残っている。

学校時代は勉強もそこそこでき、努力家だった。ただ、姉はもっと優秀で、自分は親からあまり認めてもらえていないという気持ちは常々抱いていたと言う。短大を卒業して就職した年に、三十代初めの妻子持ちの男性と恋愛関係になる。両親はそのことを知って激怒し、本人を強く戒めた。相手の男性も急に尻込みし、結局、本人も納得して別れることになった。

その頃から気分が不安定になり、別れた男性に執拗《しつよう》に電話をかけたり、会ってくれと要求するようになった。男性も優柔不断で、あと一度だけという懇願や、「死にたい」という言葉に不安を覚えて言いなりになることもあった。

両親が再度介入し、男性は応じなくなったが、本人は「うつ」になったり、過呼吸の発作がひどくなった。仕事も辞め、母親にべったりまとわりつき、母親を執拗に責める。嫌気が差した母親が少しでも突き放した態度を取ると、「死んでやる」と危険な真似をしようとした。

周囲は本人の機嫌を損ねないようにビクビクして暮らすようになる。夜中だろうと母親を叩き起こして過去のことを蒸し返し、彼氏とのことだけでなく、幼い頃、自分にだけ冷たくしたのはどうしてかと問い詰める。母親は音をあげ、見かねた父親が注意すると、大声をあげて家から飛び出したり、ベランダから飛び降りようとする。

恋愛沙汰からもう三年が過ぎているが、些細なことで傷つくと落ち込んだり、突然自傷したりする。昼間眠り、夜になると不満を言って母親にまとわりつく。母親のほうも疲労しきっている。

特徴と診断

次に述べる九項目のうち、五項目以上に該当することが診断の要件とされます（DSM-Ⅳの診断基準を参照、DSM-5でも同じ）。

①見捨てられ不安としがみつき

境界性パーソナリティ障害の一つの重要な特徴は、見捨てられることに対して強い不安を抱いているということです。自分を見捨てると思う相手はさまざまです。友人であれ、恋人であれ、親であれ、子であれ、主治医やカウンセラーや援助者であれ、自分を少しでもないがしろにしたり、適当にあしらわれるような態度に過度に敏感なのです。

些細な身振りや相手の苛立った言葉から、自分を邪魔に感じている、自分を見捨てようとしているなどと極端な結論を出してしまいがちです。

自分が相手にとって何の価値もない存在だと感じてしまうのです。そうなることを何とか避けようとして、必死に相手にしがみつこうとします。

相手の機嫌を取ろうとしたり、その場を引き延ばそうとするのです。それがしばしば逆に相手を苛立たせることになります。相手がますます冷淡な態度や強圧的な調子になると、一層、見捨てられ感を強め、不安定になったり、逆ギレして攻撃したり、衝動的に危険な行動をしたりすることになります。

境界性パーソナリティ障害の人に見られる強い「見捨てられ不安」は、あとの成因のところでも述べますが、このタイプの人が幼い頃、愛情を奪われたり、急に養育者と離れさせられたりした経験と関係があると考えられています。

②両極端で不安定な対人関係——理想化と失望の繰り返し

境界性パーソナリティ障害のもう一つの特徴は対人関係の変動の激しさです。とても意気投合して「最高」「こんな人に出会えたのは初めて」と理想化しますが、期待はずれのことが起きたり、自分の疲れが溜まってくると、些細な欠点が次第に耐え難

通常は2〜3時間持続し、2〜3日以上持続することはまれな、エピソード的に起こる強い不快気分、いらだたしさ、または不安）

（7）慢性的な空虚感

（8）不適切で激しい怒り、または怒りの制御の困難（例：しばしばかんしゃくを起こす、いつも怒っている、取っ組み合いの喧嘩を繰り返す）

（9）一過性のストレス関連性の妄想様観念または重篤な解離《かいり》性症状

米国精神医学会「DSM-Ⅳ-TR 精神疾患の診断・統計マニュアル 新訂版」（髙橋三郎・大野裕・染矢俊幸訳、医学書院 2004）より

境界性パーソナリティ障害の診断基準

対人関係、自己像、感情の不安定および著しい衝動性の広範な様式で、成人期早期までに始まり、種々の状況で明らかになる。以下のうち５つ（またはそれ以上）によって示される。

(1) 現実に、または想像の中で見捨てられることを避けようとするなりふりかまわない努力
　＊注：基準５で取り上げられる自殺行為または自傷行為は含めないこと。
(2) 理想化とこき下ろしとの両極端を揺れ動くことによって特徴づけられる、不安定で激しい対人関係様式
(3) 同一性障害：著明で持続的な不安定な自己像または自己感
(4) 自己を傷つける可能性のある衝動性で、少なくとも２つの領域にわたるもの（例：浪費、性行為、物質乱用、無謀な運転、むちゃ食い）
　＊注：基準５で取り上げられる自殺行為または自傷行為は含めないこと。
(5) 自殺の行動、そぶり、脅し、または自傷行為の繰り返し
(6) 顕著な気分反応性による感情不安定性（例：

いものに思え、ちょっとしたきっかけから罵倒し、大喧嘩になってしまいます。「最悪」「あんなやつは最低」「信じて損した」「今までの時間を返せ」という具合に、すっかり評価が裏返ってしまうのです。持ち上げるのと貶《おとし》めるのとの入れ替わりの落差が激しいのです。

愛するがゆえに憎い、という心理メカニズムは、誰にでも起こり得るわけですが、その度が過ぎてしまうと、愛していたはずの人が攻撃や恨みの対象になってしまい、自分の受けた傷を「思い知らせるために」、自殺して相手を困らせようとしたり、嫌がらせを繰り返すことが起こりやすいと言えます。

パーソナリティ障害全般に共通する特徴として説明した「二分法的認知」は、境界性パーソナリティ障害ではもっとも典型的に、もっとも激しい形で示されます。

完璧主義でこだわりが強い傾向が見られます。九十九％うまくいっていても、一％気に入らないことがあると、すべてがダメに思えるのです。とても理想的だと思っていた人も、些細な欠点が気になり出すと、急に気持ちが冷めてしまったりします。

③めまぐるしい気分の起伏

両極端で変動しやすい傾向は、気分や感情の面でも顕著です。調子がよく希望に溢れ、すべてがすばらしく思えるときと、調子が悪く悲観的で、すべてがダメに思えるときとの差が大きく、めまぐるしく入れ替わるのが特徴です。

気分が沈むだけでなく、イライラや不安が強い状態もよく見られます。同じ気分が数日以上持続することは少なく、小さな起伏や変動が生じやすいのです。こういう気分の起伏をムード・スウィングと言います。また、基本的には気分は沈みやすい傾向が見られ、本格的なうつ状態を伴うこともあります。

比較的軽いうつ状態を繰り返すものを「気分変調症」と言いますが、境界性パーソナリティ障害では気分変調症が合併しやすいのです。

気分の変動のきっかけとしては、自分をないがしろにされたり、見捨てられたように感じたとき、自分の思い通りにならなかったときが典型的と言えますが、疲労や睡眠不足、女性では生理前などが原因のことも多いと言えます。

自分でもなぜ気分が急に落ち込んだり、イライラしたり不安になるのか、原因がわかっていないことも多いのですが、振り返って見ると、心理的な原因か体調面が関係しているものです。

しかし、ときには明らかな原因もなく状態が変わる場合もあります。季節の変わり目や、その人にとって苦手なシーズンがあり、そういうときはちょっとしたことでも不安定になりやすく、きっかけ自体を問題にしても、あまり意味がない場合もあります。

④反復する自殺企図や自傷行為

境界性パーソナリティ障害のもう一つの大きな特徴であり、大きな問題となるのが、自殺企図や自傷行為が繰り返されることです。リストカットやアームカット、睡眠薬や鎮痛剤の大量服薬がよく見られるものですが、縊首《いしゅ》や飛び降りもしばしば見られます。

リストカットやアームカットでは、周囲に自分の苦しさを気づいてほしいという強いサインと言えますが、縊首や飛び降りが見られるケースでは、希死念慮がより強まっており危険だと言えます。大量服薬による自殺企図は、その中間的な段階だと言えますが、発見や処置が遅れると不幸な転帰を取ることもあります。

自殺企図や自傷行為をした直後では、いったん状態が落ち着いて見えることが多いと言えます。それは自分の中に溜まっていたものを、そうした行為によって放出した一種のカタルシス効果の部分もありますし、周囲の関心や心配が自分に注がれ、愛情欲求が一時的に満たされることにもよります。

しかし、何十回も繰り返すうちに周囲も慣れっこになり、最初ほど慌てなくなっていきます。「またか」という思いとともに注意もおろそかになりやすいのです。そういう場合に発見が遅れたりして、既遂《きすい》となってしまう不幸が起こりやすいと言えます。たとえリストカットでも、「またか」と済ませずに、きちんとした対応をする必要があります。それは「わかってほしい」という重要なサインなのです。そこでの対応が適切になされないと、もっと危険な方法に進んでしまうことになります。

⑤自己を損なう行為への耽溺《たんでき》

自殺企図や自傷行為という直接的に自分を傷つけ、生命を脅《おびや》かす行為とともに、もっと間接的ではあるけれども、じわじわと自分を損なっていく行為にのめり込みやすいことも境界性パーソナリティ障害の特徴です。

もっとも典型的で頻繁に見られるのは、薬物乱用やアルコールなどへの耽溺です。場当たり的なセックスやスリルだけを追い求める恋愛、万引きなども多く見られます。

女性では過食や買い物依存も見られやすいと言えます。危険と背中合わせのスポーツや暴走行為などに熱中することも、男性に限らず女性でも見られます。

境界性パーソナリティ障害の人は、第三者が見れば自分を損なうだけで何の得にもならない行為を、一瞬のスリルや快感のために行ってしまいます。

有名なハリウッド女優が万引きで逮捕されたことがありました。彼女は映画一本の出演料が何百万ドルもする大スターで大金持ちです。その上、社会的にも立派な活動をして認められていました。そんな人が数ドルのものを万引きすることは、何のメリットもないはずですが、その衝動を抑えられなかったのです。

こうした行為の背景には、心の根底にある自己否定感や、次の項で述べる空虚感が関与しています。スターと呼ばれる人たちでも、見かけほど「幸福」ではないのです。そのため自分を絶えず紛《まぎ》らわすものや行為が必要になるのです。

⑥心にある空虚感

境界性パーソナリティ障害の人は、楽しいはずのことをやっている最中や、物事がうまくいっていて何も悩むことがないはずのときでも、漠然とした空虚感や虚しさにつきまとわれやすいのです。幸福や成功の絶頂にあっても、何か物足りない、満たされない感じがあります。幸せを感じ続けるということが苦手なのです。

もちろん、物事がうまくいかないときには、この空虚感も強まります。努力したり、頑張ることもすべて無駄なことに思えます。生きること自体が無意味に思えてしまいます。

この空虚感は一つには、もっとも愛情を必要としたときに、愛情や関心を十分にもらえなかった事情と関係していることが多いと言えます。しかし反対に、満たされ過ぎた過保護な子ども時代を過ごした人にも見られます。守られなさ過ぎても、守られ過ぎても、子どもは幸せになれないようです。

ある調査によると、心の空虚感は親にあまりほめてもらえず否定的に養育された人にも、また、過保護に甘やかされて育った人にも多く見られる傾向がありました。厳しさと優しさ、叱ることとほめることは、子どもが強く育っていく上で、どちらも大切だと言えます。

⑦アイデンティティ障害——自分が何者かわからない

心にまといつく空虚感とも関係があるのですが、境界性パーソナリティ障害の人は、自分が何者であるのかということについて不確かな感覚を持っています。

それがどういうものであるかは、たとえば、太宰治の『人間失格』という作品によく描かれています。太宰治自身、非常に不安定で薬物に溺れ、自殺企図を繰り返しました。彼の「遺書」とも言うべき『人間失格』には、境界性パーソナリティ障害の人が感じている生きづらさが如実に描かれています。主人公は、小さな頃から自分が自分であることに違和感を感じ、「道化」を演じようとします。わざと失敗して笑いを取ったり、無邪気でお茶目な存在を演じていたのです。

「自分が何をしたいのかわからない」「何のために生まれてきたのかわからない」という疑問は、十代の若者が程度の差はあれ、誰しも抱えている悩みです。自分のアイデンティティを求めて、人は試行錯誤や模索を重ね、大人へと成長していくわけです。

境界性パーソナリティ障害の人では、そうした苦悩がより早くから始まっており、その人を根底から脅かすほど深刻であると言えます。「自分が何者かわからない」「なぜ、ここにいるのかわからない」と、彼らは自分の存在自体を確かなものと感じることができないのです。

スリルや刺激を求める行動にのめり込んだり、衝動的な行動に走ったりするのも、自分の存在を確かめ、証《あかし》を得ようとする行動とも言えるのです。

⑧怒りや感情のブレーキが利かない

境界性パーソナリティ障害の人はとても傷つきやすく、そんなときは怒りのブレーキが利きにくいのです。俗な言葉で言えばキレやすいと言えます。些細なことで腹を立てたり、癇癪《かんしゃく》を起こしたり、激しい怒りにとらわれやすいのです。

自分の思い通りにならない状況になって怒りを覚えると、境界性パーソナリティ障害の人はガラッと態度や表情を変えて、猛烈に攻撃したり、罵詈《ばり》雑言《ぞうごん》を口にし続けるということが起こりやすいのです。

自分でも最初はそこまで言うつもりはないのに、いざ怒りにとらわれると過剰に攻撃的となってしまうのです。そこには自分を守ろうとするあまり、居丈高になったり、攻撃的になってしまうという心理機制も働いています。

最初は穏やかそうにしていたのに、急に態度や口調が変わるので、周囲はびっくりしてしまいます。怒りにとらわれてしまうと、場所柄や周囲の状況に関係なく反応してしまうところがあります。

⑨解離《かいり》や一過性の精神病状態を起こしやすい

境界性パーソナリティ障害のもう一つの特徴とされるのは、強い心理的ストレスがかかったとき、精神の統合機能が一過性の破綻を起こしやすいということです。そのため解離症状や一過性精神病状態を示すことがあります。

解離というのは、意識や記憶や自己同一性の連続性が一時的に保たれなくなることです。記憶が飛んだり、なくなってしまう「解離性健忘」、気がついたらどこか遠くにきてしまっている「解離性遁走《とんそう》」、現実感が感じられない「離人症《りじんしょう》」、人格が別人に入れ替わってしまう「解離性同一性障害」などがあります。

境界性パーソナリティ障害の人では、強いストレスを受けると解離症状を起こしやすいのです。ことに過去に強い心的外傷を被っているようなケースでは、そうした傾向が顕著です。

そのことと関係があると考えられているのは、心的外傷を有する人では海馬《かいば》が萎縮《いしゅく》を起こしているということです。海馬は脳の深部にあって、人の長期記憶を担っていいる器官です。

また、境界性パーソナリティ障害の人は強い逆風下におかれると、被害妄想的な考えにとらわれたり、自分の悪口を言っているような幻聴が聞こえてきたりすることも珍しくありません。被害妄想的な考えは「妄想観念」と呼ばれます。幻覚や妄想観念のために、統合失調症などと間違って診断される場合もあります。

原因と背景

①養育と親子関係

境界性パーソナリティ障害についての研究は、最初、精神分析全盛のアメリカで活発に行われました。精神分析から発展した理論が、今日も境界性パーソナリティ障害の理解に欠かせないものとなっています。精神分析では乳幼児期の体験を重要視しますが、境界性パーソナリティ障害ではことに母親との関係、なかでも母子分離の時期がポイントとされてきました。

幼児は乳離れする一歳半から三歳頃にかけて、徐々に母親から分離を成し遂げていきます。

この段階をマーガレット・S・マーラーは分離・個体化期と呼び、なかでも、その途中で見られるある時期に注目しました。その時期、いったん母親から分離しかけていた子どもは、母親を再び追い求めるようになります。この時期を「再接近期」と呼びました。この「再接近期」をうまく乗り越えられるかどうかが、母子分離をうまく成し遂げられるかの鍵を握るとされます。

カーンバーグやマスターソンらは、境界性パーソナリティ障害の原因を母子分離の段階での躓《つまず》きに求めます。

カーンバーグは、その場合、子ども側の要因と親側の要因の両方が関与していると考えました。

つまり、子どもが体質的に育てにくい子で、母親が子どもを持てあましてしまうという場合と、母親側の理由で子どもの世話に対して十分な関心が持てないという場合です。もちろん、両方の要因が重なっていることも多いと言えます。

一方マスターソンは、子ども側の要因よりも母親側の要因を重要視しました。ことに母親が、子どもが母親離れをしていこうとすることに不安を抱き、自分のものとして思い通りに支配しようとする場合、母親から自立することは怖いことや、いけないことであるというメッセージを、無意識のうちに子どもに伝えてしまいます。

その結果、母親離れをすることは母親を裏切ることであるような二者択一に、子どもを追い込んでしまうのです。母親の〝よい子〟で居続けるために、自立を諦めて母親との絆《きずな》を優先するか、母親を裏切って〝悪い子〟になり、自立を成し遂げるかというジレンマです。

そのため自立しようとすることは、母親から見捨てられるという不安や落ち込みを引き起こしてしまいます。こうした状況が、後年、他の人物に対しても再現されてしまうと考えるのです。

コフートの影響を受けたジェラルド・アドラーは、境界性パーソナリティ障害の基本病理として「自己対象」の形成不全を指摘しました。コフートの言う自己対象は先にも説明したように、本人の自己愛をいつでも映し返し、支えてくれる心の中の守り神のような存在です(64頁参照)。

それは必要なときに十分な世話や愛情を与えてくれた母親の姿が、心の中に取り込まれてできあがったものです。それと同時に、現実の母親が徐々に手を引いていくことも必要になります。あまりにも現実の母親が絶えず関わり過ぎると、自己対象の育つ余地がなくなってしまいますから。

自己対象が十分育ってくると、現実の母親がいなくても自分を支えられるようになります。ところがその時期に、不安定な愛情や関心しか与えられなかったり、過剰に保護され過ぎると、子どもの心の中にしっかりとした自己対象が育たず、自分の中に確かに「抱きかかえるもの」がない空虚な感じを持つようになります。

境界性パーソナリティ障害の人につきまとう空虚感は、肝心な時期に安心や愛情が脅かされ、その人を支えてくれる自己対象がうまく育たなかったためだと考えるわけです。

境界性パーソナリティ障害に特化した治療法である弁証法的行動療法（DBT）を確立したマーシャ・リネハンは、境界性パーソナリティ障害の要因として、不認証環境を重視します。不認証環境とは、その子をありのままには肯定せず、あら探しばかりをしたり、条件付きの愛情しか与えない境遇です。そうした不認証環境に長年置かれることによって、子どもは自己否定を刻み込まれ、自分が生きていてもいい存在と感じることさえできなくなるのです。

境界性パーソナリティ障害は、不安定な愛着という新たな観点からも理解が進んでいます。このタイプの人は、他のパーソナリティ障害にも増して、親との葛藤を抱えていることが多く、愛着も不安定です。不安定な対人関係や激しい怒り、強いしがみつきや、振り回し行動といったものも、不安定な愛着によると考えると、非常に理解しやすいと言えるでしょう。境界性パーソナリティ障害では、親に対するネガティブな感情や強い不安、アンビバレントな感情を特徴とする、とらわれ型（不安型）愛着を示すケースや、親から傷つけられた体験をなまなましく引きずっている未解決型の人が少なくありません。とらわれ型と未解決型が重なる人では、九割が境界性パーソナリティ障害の診断基準に該当するという研究もあります。

このように背景となる理論によって理解の仕方は少しずつ異なるわけですが、母親の膝元から最初の自立を成し遂げていく時期に愛情や関心が適切に与えられず、その過程をうまく卒業できなかったという点では一致しています。

実際のケースを見ても、多くのケースで乳幼児期に愛情面で不安定な状況があったということがよく見られます。夫婦仲が悪くなっていたり、母親が病弱だったり、家族に他の問題が起きて、そちらに関心が行っていたという場合が典型的です。

認知療法では、こうした見捨てられ体験が、間違った認知スキーマを植え込んでしまったのだと考えます（69頁参照）。つまり、「人はいつか自分を見捨ててしまう」「絶えずしがみついていないと、自分を置いてどこかへ行ってしまう」という確信を抱いてしまったのです。

従来の精神分析の理論では、母親との関係ばかりが重要視される傾向がありました。しかし、父親との関係も非常に重要です。

父親の不在と境界性パーソナリティ障害は密接に関係があると考えられるからです。父親の不在は母子の密着ということだけでなく、「否と言う存在」としての父親機能の不在でもあるのです。実際、境界性パーソナリティ障害の増加は、父親が優しくなったことと関係があるように思えます。本人の振り回しにも、びくともしない父親的な存在が関わると、安定するということは多いのです。本気で叱ってほしかったと話す人も少なくありません。もちろん、信頼関係もできていないのに叱ったところで、関係が終わってしまうだけですが、厳しいことも言えるようになることが、一つのゴールだと言えるでしょう。境界性パーソナリティ障害の人は、自己否定を抱え、否定されることにとても敏感です。叱れるには、それだけの支えが必要なことも忘れないでください。

境界性パーソナリティ障害のケースで一つ典型的なのは、何か事情があって親が子どもを思いっきり叱れないようなケースです。子どもは本当は親からきちんと叱ってほしいと思っているのに、親はただオロオロしたり逃げるばかりで、向き合うことができないのです。いずれにしろ、親が叱れないような事情があると、子どもは人格的な問題を引き起こしやすいと言えます。

こうした幼い日の体験の影響は非常に大きなものです。しかし、同じような体験をしていても、必ずしも境界性パーソナリティ障害になるわけではないことも事実です。逆にそれほど深刻な愛情面の問題が見つからないケースもあります。養育や親子関係の問題は重要ですが、それだけでは説明が難しいと言えます。次に述べる遺伝的要因や、幼児期よりあとの体験的要因、社会的要因も関与していると考えられます。

②遺伝的要因

精神病理学者のカーンバーグも、早くから素質的要因が関与することを指摘していました。

遺伝的要因と環境的要因の比重を突き止めるために、双生児研究が行われてきました。ある研究によると、異なる環境で育った七組の一卵性双生児（遺伝的素質としては、まったく同じ）と、同じ環境で育った十八組の二卵性双生児（遺伝的素質としては、通常のきょうだいと同じ程度の違いがある）で、境界性パーソナリティ障害の発症が二人の間で一致するかどうかを調べてみると、一致が見られたのは二卵性双生児の二組だけであったと言います。この結果は、遺伝的要因よりも環境的要因が重要であることを示すものです。

しかし、別の双生児研究では、境界性パーソナリティ障害の遺伝率は〇・四五～〇・六と推定されています。およそ半分が遺伝的要因によると考えられます。

遺伝的には気分障害（躁《そう》うつ病やうつ病）との関係が深いとされています。多数の研究から、境界性パーソナリティ障害に遺伝的な要因も関与することは、広く認められています。

ただ、遺伝的な要因は何十年という時間単位で、それほど大きく変化するものではありません。とすると、近年の境界性パーソナリティ障害の急増は、遺伝的な要因とは別の原因によると考えられます。

③心的外傷体験

境界性パーソナリティ障害の人に、しばしば心的外傷体験が認められることが経験的に知られていました。

たとえば、身体的、性的虐待や性暴力のサバイバー（生きのびた人）にもっとも典型的に認められます。それ以外にも事故や事件の被害者となること、離別体験、死別なども適切な手当てがされていないと深い傷を与え、発症の原因やきっかけとなることがあります。

PTSD（心的外傷後ストレス障害）についての研究が盛んとなった時期には、境界性パーソナリティ障害が外傷体験の一種の後遺症ではないかと考えた人も少なくなかったのです。

しかしその一方で、明白な心的外傷体験が認められない境界性パーソナリティ障害が多くあることもわかってきました。また、同じような外傷体験をしても、境界性パーソナリティ障害になる人と、ならない人がいることもはっきりとしてきました。そのため心的外傷体験は一つの原因となり得るけれども、複数の原因の一つであると考えられるようになりました。

心的外傷体験のあるケースでは、海馬の萎縮を伴いやすく、解離症状を起こしやすいと言えます。また、PTSDの症状（過覚醒、フラッシュバック、回避など）も伴うことになります。

④社会的要因

以上のような要因が、原因として考えられているわけですが、近年、このタイプのパーソナリティ障害が急増している状況は、先述したように個々のレベルの要因を超えた、社会的なレベルの要因を考えないと説明できないと言えます。

対応とサポートのコツ

家族や身近な人が接する場合に、本人の回復にとって、どういう対応、サポートが望ましいかについて要点を述べたいと思います。

専門家がプロフェッショナルとして、治療、ケアに当たる場合については次の第3編で述べますが、各パーソナリティ障害の項の「対応とサポートのコツ」で述べていることは、専門家が治療者、援助者として接する場合にも当てはまることです。

心の中で拒否していませんか

本人の状態が落ち着いていくもっとも有効な方法は、親や家族との関係が改善することです。この部分を見落として、いくらあとに述べる治療をしたところでなかなかよくなりません。他の治療も家族との関係をよい方向に変えていくのに役立つことで、本当の効果が現れてくることが多いのです。

先にも述べたように、境界性パーソナリティ障害の人では、不安定な愛着の問題を抱えている人が大部分です。愛着が安定化することが、特に重要になってくるのです。そのためにカギになるのが、「安全基地」となって安心感を育み直すことです。安全基地とは、どんなときも安心して頼ることのできる存在です。幼い頃、親が安全基地としてうまく機能すると、その人は、安定した愛着を安心感とともに手に入れることができるのです。境界性パーソナリティ障害の人では、その部分が弱かったと言えます。いまその部分を取り戻すために、不安定な状態になっているとも言えるのです。

境界性パーソナリティ障害のケースでは、親は本人に対して冷たく拒否的であるか、とても過保護で本人を抱え込んでいるかのどちらかになりがちです。家族はもちろん両親の間でも対応が真っ二つに割れていることもあります。つまり母親は本人の言いなりで過保護であるのに対して、父親は本人を拒否してしまっていたり、逆に母親は本人をわずらわしく思っていて冷たくあしらい、その分を父親が何とか補おうとしている場合です。

本人は親から見ると、失望させられた子と映っているのが普通です。失望させられただけでなく、この子のためにひどく不快な思いや迷惑を被らされたと、内心で思っていることも少なくありません。そうした内心の気持ちが、気がつかないうちに態度や言葉の端々に表れていることも多いのです。

いくら他の面で治療に協力しても、本人に対する否定的な感情や拒絶的な思いが強い限り、なかなか改善は覚束《おぼつか》ないのです。逆に本人を気持ちの上で受け入れるようになると、緊迫していた状況がよい方向に変わり始めることが多いと言えます。

境界性パーソナリティ障害の症状の第一段階は、現実的な躓きで始まっていることが多いのですが、もっとやっかいな第二段階は、そのことで本人に失望した親の対応が、それをこじらせていることが大部分なのです。

まず親が自分の失望や傷ついた思いではなく、本人の気持ちに目を注ぐ冷静さを取り戻し、傷ついた本人の心を、本人の気持ちに立って受け止めることができると、少なくともこじれた第二段階の部分は改善して、対応も容易になっていくことが多いのです。

本人も親や周囲の人間との関係にばかりでなく、現実的な課題に目を向けることができるようになります。もちろん現実の壁がありますから、それですぐに問題がすべて解決するわけではなく、またうまくいかないことを親や周囲のせいにしてみたり、過去の失敗にとらわれて塞ぎ込んだりということが出てくるわけです。

そこで「やっぱり、お前はダメなやつだ」とキレたり、突き放してしまうのではなく、本人の苦しさを受け止めて、根気よく見守っていくことを続けていくと、「苦しい自分を見せても、冷静に受け止めてもらえる」「失敗しても、わかってもらえる」と、考えられるようになります。そして、次第にしっかりとした安心感と信頼感が築かれていきます。

一貫した態度――とことんつき合うという姿勢が変化を生む

境界性パーソナリティ障害の人に対する対応で起こりがちなことは、最初は何とかしてやろうとして熱心に関わるのですが、同じことを繰り返すことにうんざりし、いやな面が見えてきて、だんだん熱意が冷め、腰が引けてくることです。親であっても、そうしたことは起こりがちです。「もう、この子（人）の面倒は見切れない」「こんな子（人）、いなくなってくれたらいい」と思うようになるところまで追いつめられることも珍しくありません。

回復したケースを見ると、そうした苦しい時期を乗り越えて、とことん向かい合い続けたケースだと言えます。一貫性を持って向かい合い続けられるかどうかが勝負なのです。

そうした根本に比べれば、枝葉末節のテクニックとか、働きかけの方法とかはそれほど重要ではないと言えるほどです。「とことんつき合うよ」という姿勢が本人に伝わり、本人が安心感と信頼感を回復してくると、嵐のような状態がウソのように収まってくるのです。嵐の時期をとにかく本人を信じ、逃げずに向かい合うことができるかどうかにかかっているのです。

逆に最悪のパターンは、何か問題を起こした当初は熱心に関わり、何でも力になるからというような空約束をし、ちやほや機嫌を取るのですが、その余韻が薄れてきたり、同じことの繰り返しが続いたりするにつれ、だんだん関心を失い、逃げ腰になって見捨ててしまうという場合です。

そうなってしまわないためにも、あまりに最初から熱を入れ過ぎ、すぐにどうにかしようと意気込み過ぎないことです。多くのケースは改善までに何年もの時間がかかります。そのことを頭に入れて、気長に、疲れ切ってしまわないように対応することが大事です。そして、一貫性を大事にしてください。

小さな子どもを育て直すようなつもりで、赤ん坊からやり直すようなつもりで、覚悟してかかわることが大事なのです。回復には、何年かかかりますが、そういう気持ちで腰を据えて関わらなければ、何十年も苦しむことになってしまいます。不幸な結末を迎えてしまうことも少なくありません。境界性パーソナリティ障害の人は、約一割が自殺で亡くなるとされます。診断基準にすべて該当する重いケースでは、その割合は三割にも達します。そのことを、忘れてはなりません。

本人に人生を戻す

境界性パーソナリティ障害の人の家族でありがちなのは、本人の気持ちや状況を基準にしてではなく、親や家族の基準で物事を判断してしまうということです。そうなると、本人はどんどんダメの烙印《らくいん》を押され、自分を否定的に受け取り、追いつめられていきます。

本人のいる位置に目線を合わせることが大切です。いくら口先で機嫌を取ったり、気づかったりしても、今の現状をよくないと思って、心の中で溜め息をついていると、それが知らず知らず伝わってしまうものです。この子も苦しいなかで必死に生きているのだ。本来のこの子になろうとしてもがいているのだ。自分でも不安でたまらず、自分を支えてくれる確かなものを求めているのだ。そういう気持ちで本人の心の声に耳を傾けてください。

親の思い通りにしようとするのではなく、本人の思いを汲んであげてください。ありのままの本人を認めてあげてください。「いいんだよ、自分の足で一歩一歩進めば、それが一番近道だ」と、言い聞かせてください。こうして一緒に時間を過ごし、言葉さえ交わすことができることを感謝してください。まず本人を受け止めることが第一歩です。「本人の人生だ」と悟って、本人の主体性と価値を認めてあげてください。

軽症のものや比較的初期のものでは、こういう方向に親が対応を改めるだけで状態がガラリと落ち着いていきます。

本人に主体性を戻すことは、責任を戻すことでもあります。本人が本来すべきことまでしてあげているような過保護な状態になっている場合は、自分の力と努力で対処させるように徐々に切り替えてください。

悪いことや危険なことをしたときも、うやむやにせずに、本人にきちんと責任を取らせることが、結果的に見るとよい方向に変わるきっかけとなります。本人可愛さに、そこでごまかしたり守り過ぎると、結局どんどんエスカレートさせてしまいます。

揺れることは禁物――アンプではなく、消音装置になる

境界性パーソナリティ障害の人は感情の起伏が大きく、些細なことに対しても過剰反応する傾向があります。そして、しばしば起こりがちなことは、家族がさらにそのことに対して過剰反応をしてしまうということです。そうなると、どんどん大騒動になって、しまいに自分を傷つけたり、衝動的に自殺企図に走ったりということにもなりかねません。

周囲は、いいことも悪いことも一喜一憂し過ぎたり、感情的になり過ぎないように、ゆったりと冷静に対応するように心がける必要があります。

心の距離が近くなり過ぎて、一体化し過ぎていることが、さらに状態を不安定な方向に増幅する結果になっていることが多いのです。我が子への心配や思い入れは少し醒《さ》ます必要があります。

森省二先生が、不登校のケースで、親戚の子を下宿させているようなつもりで接しなさい、というアドバイスを書かれていましたが、これは至言だと思います。境界性

パーソナリティ障害のケースでも、過保護・過干渉なケースには当てはまるアドバイスです。

本人の激しい行動や言動に、つい家族も感情を揺さぶられて激しい言葉や態度で反応してしまいがちですが、そうした挑発に乗らない冷静さを家族が示すことが大切です。

ある意味、揺さぶりを与えて試しているのです。それで怒り出してしまったら何の進歩も起こりません。「そういう言い方はよくないな」「傷つけ合うつもりはない」と冷静に応じ、「言いたいことは言ったらいい。じっくり聞くから」と静かに向かい合うことです。

腫れ物に触る関係から、ときには叱れる関係へ

ときに、暴力をふるってくるようなこともあるでしょう。特に反撃される心配のない母親や年下の弟妹を攻撃対象にすることが多いと言えます。

そういうときは、「やめなさい」とはっきり叱り、断固とした姿勢を見せる必要があります。ただ、本人を否定する言い方ではなく、本人のつらさを受け止めながら、

しかし、その行動は、あなたのためにも許さないという姿勢です。両腕ごと抱き締めるようにして止めるのも一法です。体を張って向かっていくことも必要になります。そうしたぶつかり合いが、好転のきっかけになることもあります。

そのときにすぐに逃げ腰になったり、安易に助けをほかに求めたりすると、本人は「裏切られた」「向き合ってくれなかった」と感じ、よけい不信を募らせるようになります。相手を力ずくで抑え込むことが、むしろ必要な場合もあるのです。

少し話はそれますが、ある柔道家の先生は、非行少年や誰もが扱いに困っている若者の世話に熱心な方でした。普段は穏やかな方でしたが、若者が目にあまる行動を取ったときは、畳の上に押さえ込んでしまうのです。身動きできないように固められた若者は、憑《つ》き物が落ちたように素直になると言います。

これは少々荒っぽいやり方ですが、格闘技や体でぶつかり合うスポーツの世界では、ごく普通のことです。体をぶつけ合い、叩きのめされて、初めてわかることもあるのです。そうした体験をすると、不遜《ふそん》な思いが消え、かえって相手を思いやるようになります。また、自分自身の気持ちや感情もコントロールできるようになるのです。

境界性パーソナリティ障害の人が、周囲を振り回したり相手のせいにしたりするとき、そこには肥大した自己と驕《おご》りがあります。それゆえ自分の痛みにばかりとらわれてしまっているのです。そういうときに、はっきりと叱ってあげることは、むしろ本人を我に返らせ落ち着かせるのです。本気で叱ってくれる存在を求めているとさえ言えます。しかし、それができるためには、叱っても揺らがないだけの大きな肯定と信頼が必要なのです。すでに不信が生じてしまっている場合には、叱ることから入っても、余計に傷つけられたと感じ、不信が募るだけです。大きな器で包み込んではじめて、少々揺らしても水がこぼれずに済むのです。

まだ、そこまでたどり着いていないうちは、腫れ物に触る関係でいいのです。それくらいの慎重さで接することが求められます。それを積み重ねてはじめて、本人の痛い点を指摘することもできるようになるのです。

自殺企図、行動化への対応

境界性パーソナリティ障害のケースでもっとも苦慮するのは、自殺企図、自傷行為、薬物乱用、万引き、性的問題などの逸脱行動を伴ってくることです。ことに自殺企図や薬物乱用は取り返しのつかないことになる場合もあり、注意が必要です。

自殺企図を何度も繰り返している場合、慣れっこになるうちに不幸な転帰に至ったり、重大な後遺症を残してしまうということもあります。

こうした行動化に対しては、二面作戦で望むのが効果的です。

一つは、ある限度を超えた行為が見られたときには、大目に見ずに医療機関に入院させるなどの措置を取ることを予《あらかじ》め取り決めておき、実際そうなったときには躊躇《ちゅうちょ》せずに入院治療などの行動制限を伴った対応に切り替えることです。約一割の方が自殺で亡くなることを忘れてはいけません。

それに、行動制限があるほうが本人も自分をコントロールしやすくなり、楽になることが多いのです。

また、家族と離れることで自分を見つめ直し、家族に責任転嫁していた問題を自分の問題として受け入れるきっかけにもなります。本人が可哀想だからという理由で放置することは、本人に対する責任を放棄していることでもあるのです。勇気を出して、入院治療、施設入所という選択も考慮してください。

ただし、入院、入所になった場合も、自分の責任は終わったと思ってはいけません。そこからの対応が大事なのです。家族から離れて過ごす期間に、本人と家族が面会を重ねるなかで、信頼関係が築かれ直すということはとても多いのです。ピンチをチャンスに変える絶好の機会だと思ってください。

もう一つの面は、行動ばかりに目を奪われずに、行動の背後にある思いを汲むということです。これらの行動化はすべて、自分をわかってほしい、自分に向かい合ってほしいという必死のアピールです。そこでただ問題に蓋をして機嫌を取ろうとしたり、見放すのではなく、苦しくても、本人がこだわっているところに向き合ってあげる必要があるのです。

克服のために

この「克服のために」の項では、パーソナリティ障害を克服していくためには、本人や周囲のものが、どういう心構えで、どういう点に気をつけて生活するとよいのかについて述べたいと思います。

さらに踏み込んだ治療的な克服の試みについては、第3編で述べますので、そちらも参照してください。各パーソナリティ障害の項では、普段の生活のなかで役に立つ心構えについて主に述べることにします。

病的偏りからバランスの取れた個性へ

克服の目標はすっかり別の性格になることではなく、もともと持っている傾向を病的な落とし穴に陥らないようにコントロールする力をつけ、バランスの取れた個性として本来の魅力を引き出すことです。その結果、パーソナリティ障害は「パーソナリティ・スタイル」と呼ばれる一つの個性に成熟していくのです。

では、目標となる境界性パーソナリティ・スタイルとはどういうものか、見ていきましょう。

境界性パーソナリティ・スタイルとは

境界性パーソナリティ・スタイルの人は、人とのつながりを大切にします。情に厚く、ややベタベタした人間関係になりやすいところはありますが、ある程度距離が保て、過度に理想化してあとで落胆しないように、思い入れにほどよくブレーキをかけられます。

感性が豊かで情感に富み、表情や身振りで豊かに反応します。想像力に富み、常に感情や頭が活発に働いてとても創造的です。周囲のものにとっても新鮮な刺激を与える存在となります。気分屋な面はありますが、ある程度、それをコントロールすることができます。気分の変化が魅力でもあり、創造的な力となることもあります。

疲れて気分が沈んだりしたときは、疲労が蓄積しているのだと理解し、積極的に休養を取り、リフレッシュするようにします。悪あがきをしても事態を悪化させるだけだと、いったんこだわりのスイッチを切ることができます。

感覚的で好奇心も旺盛。新しい刺激を求めますが、場当たり的に行動し過ぎないよう自分をコントロールし、自分の中の一貫性も大切にします。

一人の信頼できる人物との関係を大切にします。見捨てられるのではないかという不安よりも、相手を信じ、大切にしたいという信頼や愛情が優っています。

のめり込みたい欲望を乗り越える

境界性パーソナリティ障害の人は、乾いた干し草のように、愛情であれ、怒りであれ、傷ついた気持ちであれ、火がつくとたちまち燃えあがり、すべてを燃やし尽くしてしまいます。

安定した長続きする関係を維持するためには、一度に貪《むさぼ》り過ぎないことが大切です。少しずつ時間をかけて関係を築いていくようにしましょう。相手のことを大切に思っていればなおのこと、一度にのめり込まず、ゆっくりと進んでいったほうが、よい結果につながるのです。

破滅的なパターンを繰り返さないためにも、すべてをさらけ出し過ぎたり、すべてを一度に受け止めてほしいと思わないことです。のめり込みたい欲求を抑え、少しずつの関係が持てるようになるとバランスがよくなり、気持ちが安定しやすくなります。物足りないけど半分くらいで抑えておくことが、人間関係のコツなのです。

落ち込むときは疲れているとき

境界性パーソナリティ障害の人は、いい意味でも悪い意味でも幼児に似たところがあります。たとえば、幼児は疲れたり眠くなったりすると、機嫌が悪くなってぐずり出します。それと同じようなことが境界性の人には見られやすいのです。

疲れたり眠りに就く前の時間は、気分が落ち込んだり不安定になったりしやすいのです。自分でもどうして落ち込むのか、不機嫌なのかわからないということも多いのですが、実は疲れているだけということも少なくありません。もちろん些細な原因があるのですが、原因自体が本当の原因というよりも疲れが溜まっているために、些細なことでも傷ついてしまうということも多いのです。

いずれにしろ、落ち込むときは疲れているのだと思って、それ以上悪い考えを続けずに、さっさと休むことです。その点、『風と共に去りぬ』のスカーレット・オハラは、とてもいい対処法を心得ていたと言えます。何か面倒事にぶつかると、彼女は自分に言います。「今日は寝て、明日考えよう」と。スカーレットの対処法をすぐには真似できないでしょうが、そう心がけて練習するうちに、ある程度できるようになるものです。

落ち込むときには、いやなことをとやかく考え続けるより、疲れているのだと思ってのんびりしたり休めばいいのです。

逆に、境界性の人は、好調なときに無理をしてしまいがちです。よいときに気を引き締め、悪いときは悪あがきをしないように心がけてください。

親を卒業する

すべてのパーソナリティ障害に当てはまることですが、境界性パーソナリティ障害の人では、ことに親に対するこだわりがとても強いと言えます。境界性パーソナリティ障害が母子関係の躓きに関係しているとすれば、それも納得のいくことです。

この障害を克服していくためには、最終的に親を卒業することが必要になります。境界性パーソナリティ障害の人は、気持ちのどこかで親に対する強い執着とともに、怒りや否定的な感情を抱えています。このドロドロとした葛藤が本人を苦しめ、周囲をも苦しめることになります。

最初のうちは、この葛藤の正体さえわからずに、ただ自暴自棄な行動や、救いや支えを求めて誰かにのめり込むといった行動に走ります。時間がたって少しわかってくると、今度は今の苦しみや現状が親のせいだと思うようになります。この段階は、ある意味、自覚の始まりであり、一つの進歩なのですが、ここに留まっている限り本当の回復には至っていません。

回復には、さらに次の段階が必要なのです。親の対応にもいろいろ不足な点や問題はあったけれども、親もまたそうならざるを得ない事情や偏りをかかえていたのだと理解する段階です。

そこまで客観的に振り返ることができるようになると、親に対する怒りや否定的な感情は薄らいでいき、親もまた自分の人生に関わった大切な人として、もう一度受け入れることができるようになるのです。

ここに行き着くためにも、問題を覆い隠さずに、お互いに思いをぶつけ合い、それでも向き合うということを繰り返す必要があります。そうした過程を経て、本当のつながりをもう一度取り戻すことができるのです。不思議なことに、親としっかりとつながれていると感じると、人は親へのこだわりを卒業できるのです。

自分の足で立つ

境界性パーソナリティ障害の人にとって、自分を支えてくれる人の存在は必要不可欠です。そのこと自体は悪いことばかりではありません。いい人に巡り会って、とても落ち着くケースもあります。

しかし、多くの場合、起こりがちなのは過度に寄りかかり過ぎることによって相手が音をあげてしまい、せっかくのいい出会いも無惨な結果に終わってしまうことです。そうならずに上手に相手に支えてもらうためにも、完全に寄りかからずに自分自身の足で立つということがとても大事です。

そうしたことを意識して、毎日生活の中で練習していけば、だんだん自分を支えられるようになります。逆に寄りかかりたいだけ寄りかかっていると、どんどん自分を支える力がなくなって、ごく些細なことまですべて人を巻き込むようになってしまいます。

些細なことですぐに電話をして人に頼っていませんか。一人でいるのがいやで、すぐに友達を誘ったり家族にまとわりついていませんか。自分でできることなのにすぐに人にしてもらおうとしていませんか。自分を弱らせるのではなく強くするために、自分で自分を支え、自分のことを自分でするように心がけてください。そうしていくと、自分にも意外に力があることに気づくはずです。

また、一人で過ごす時間も大切にしてください。読書をしたり、日記をつけたりというのは、自分と向き合ういい機会を与えてくれます。自分一人でやれる趣味を持つことも安定につながります。

そして、自分の足で立つことを恐れないでください。愛する人がそばにいなくても、その人は心の中にいてくれるのです。目の前にいないときも、その人を信じられるようになったとき、あなたはこの障害を克服しているのです。それはあなたが自分の足で立つときでもあります。

(2)自己愛性パーソナリティ障害

プライドが高過ぎる自信家

自己愛性パーソナリティ障害は、自分は特別な存在だという肥大した自己意識（誇大自己）を持つことを特徴とするパーソナリティ障害です。「偉大な自分」にふさわしい華々しい成功を夢想したり、他人に対して過度に尊大な態度を取ったり、特別扱いを求めますが、相手の気持ちには無頓着になりがちです。

自己愛性パーソナリティ障害の人の基本信念は「自分は特別なので、賞賛され、特別な扱いを受けねばならない」というものです。そして、自己愛性パーソナリティ障害の人にとっての他者は、自分を賞賛するか、自分の目的のために利用するものに過ぎません。

このタイプはナルシシストと呼ばれることもありますが、自己愛性パーソナリティやその傾向を持つ人は、現代社会では非常に多くなっています。そのすべてが自己愛性パーソナリティ障害というわけではなく、そのなかで極端にバランスを欠き、生活に支障をきたしている場合だけが当てはまります。

それに対して、社会生活や職業生活にもその長所を活かしてうまく適応している場合は、自己愛性パーソナリティ・スタイルということになり、一つの個性だと言えます。

自己愛性パーソナリティとはどういうタイプかを、より具体的に理解してもらうために例を挙げましょう。

山崎豊子の小説で、ドラマにもなった『白い巨塔』の主人公の外科医、財前五郎は典型的な自己愛性のタイプだと言えます。自信に満ちあふれ、自分の大きな野心のためには他人の犠牲や痛みは歯牙にもかけず、ひたすら自己正当化して上昇していこうとする。彼はあるところまでみごとに社会適応し、教授にまで上り詰めたわけですから、パーソナリティ障害というより自己愛性パーソナリティ・スタイルと言うべきでしょうか。

こうしたタイプは、実業家や政治家、医師、弁護士などに非常に多いものです。一般人口の六％にも上るとの報告もあります。

ケース1　ワンマン社長

四十代の会社経営者。とても洗練された趣味を持ち、いかにも高級そうなブランドを着こなしている。風貌はとても魅力的で堂々としている。相手が誰であれ、物怖じする様子もなく自信たっぷりに話す。自慢話が多く、聞き手が感心して聞いていると上機嫌だが、話をそらされると急に白けた顔になる。

顧客にはとても親切な気遣いを見せるが、部下や身内には怒鳴り声をあげることもしばしばだ。気まぐれで、些細なことでも気にいらないことがあると、突然罵倒し始めることも珍しくない。怒鳴られて入社したその日に辞めた女子社員もいる。事業を拡大したのが裏目に出て借入金が増え、経営状態は以前ほどよくない。

一人っ子に生まれ、母親に溺愛されて育つ。頭も切れ弁舌も立つ。口では誰にも負けたことがないと言う。大言壮語をするのが好きで、将来は実業家になって大成功するというのが口癖だった。大学時代に始めたビジネスが当たって、当時から外車を乗り回す身分だった。

狙った獲物は必ず手に入れると豪語する。最初の妻は、女遊びの激しさに呆れて離婚。二番目の妻との間に子どもが二人いるが、常時、複数のガールフレンドともつき合っている。家庭のことは妻に任せっきりにしていたが、息子が非行事件を起こしたのに慌て急に関わるようになった。しかし、息子がますます反抗的になり父親を拒否すると、すっかり関心を失い、勘当同然に見捨ててしまった。

自己愛性パーソナリティ障害の人に案外起こりやすい問題は引きこもりです。自分の思い描く偉大な野心や、すばらしい理想とみすぼらしく苦痛に満ちた現実とのギャップが広がり過ぎると、人は社会の泥にまみれるよりも、思い通りになる砦《とりで》の中にこもるようになるのです。ある意味、必然的な反応と言えます。次に紹介するケースも引きこもるナルシシストの典型的なケースです。

ケース2 引きこもる「天才」

三十代前半の男性で、職業は自称作家であるが、著書は二十代のときに自費出版した一冊だけである。雑誌の新人賞や文学賞などに何度か応募しているが、予選落ちを繰り返している。

生活費は妻の収入に頼っている。本人は自分の才能を確信しており、自分の才能を認めようとしない出版社や、選考委員の作家のほうがおかしいのだと非難している。妻は彼の作品の愛読者であり、もっとも熱心な信奉者である。

かつては彼の文学を応援してくれた大学時代の友人との関係も年々薄れ、最近は飲み屋で知り合った若者に自分の作品を読ませたりしている。賛辞を呈してくれたときは上機嫌だが、難癖をつけられたりすると不機嫌になり、自分の天才を理解しない馬鹿者呼ばわりする。

子どもはほしくないと言い、これまで妻は何度も妊娠しているが、そのたびに中絶させている。若者と飲み歩いたり、賭けマージャンをしたりして金がなくなると、妻の勤め先に電話をして、どこにいようと金を届けさせる。

妻を顎でつかい、夜中に連れてきた若者まで接待をさせる。機嫌が悪いと些細なことで妻に箸を投げつけたり、暴力をふるう。

特徴と診断

自己愛性パーソナリティ障害の特徴を見ていきましょう。DSM－Ⅳの診断基準

（DSM‐5でも同じ）には九項目が挙げられています。そのうち五項目以上該当することが診断の要件です（160‐161頁を参照）。

肥大した自己の重要感と自己特別視

自己愛性パーソナリティ障害の人は、見たところは弱々しく臆病そうな姿をしていても、心の中では自分を偉大な神のように感じています。自分が唯一絶対の存在であるだけでなく、非現実的な万能感を抱いていることも珍しくありません。

このタイプの人にとって、自分こそが重要で世界の中心なのです。現実には無力であってもその人の空想の中では、その気になれば、たいていのことは成し遂げてしまえる無限のパワーを持っているように感じているのです。

現実の自分がパッとしなくても、それは本気で力を発揮していないからだと考えます。あるいは、自分の真価をちゃんと評価してくれる人がいないからだと思うのです。

当然、プライドがとても高くなります。尊大で傲慢《ごうまん》な態度を取るのが典型的です。

自分を特別な存在だと思っているので、特別扱いされることを当然のように思っています。要求がましいことが多く、それを即座に満たしてもらえないと、ひどく不機嫌になったり、攻撃的になることも珍しくありません。

しかし一見すると、逆に控えめで自信がなさそうに見える場合もあります。それは表面の話で、少し親しくなったり、関係が濃くなるにつれて本性の部分が出てくると、とても傲慢で尊大なことに気づかされて啞然《あぜん》とすることもあります。

外面では控えめに自信がなさそうに振る舞っている分だけ、内心には歪《いびつ》に肥大し、驕《おご》り高ぶった別の自分を飼っていることも珍しくありません。

ナルシシズムの原型となった美少年ナルキッソスの話とは異なり、自己愛性パーソナリティ障害の人は美男美女であるとは限りません。むしろ肉体的に見劣りがしたり、あまり容貌に恵まれないということも多いのです。

自己愛性の病理を抱えていた例としてよく引き合いに出される三島由紀夫も、若い頃はとても虚弱で、兵隊検査にも落とされてしまうありさまでした。ナポレオン・ボナパルトが背が低かったため、馬に乗った肖像画しか描かせなかったのは有名な話です。クリントン元大統領はハイスクールの生徒だった頃ひどく肥満していて、のちの名うてのプレイボーイも女の子にあまり人気がありませんでした。

強いコンプレックスが、逆に大きな野心の原動力となることはよくあることです。

自己愛的ファンタジーへの陶酔

自己愛性パーソナリティ障害の人に見られるもう一つの特徴は、途方もない大成功や理想の恋人とのすばらしい大恋愛によって、人生が一変し、自分にふさわしい本当の人生が始まるといった半ば非現実的な夢を強く抱いているということです。

こうした自己愛の誇大な願望が映し出された夢想を「自己愛的ファンタジー」と呼びます。自己愛的ファンタジーは、現実的な野心や理想とは異なり、むしろ現実から切り離されたところで成り立っているものです。

自己愛性パーソナリティ障害の人が現実の中で適応している間は、現実的な目標への原動力となる場合もありますが、適応がうまくいかなくなり、現実の生活が行き詰まってくると、ファンタジーは現実から遊離したものになり、むしろ現実に向かっていくことを妨げるようになります。自己愛的なファンタジーに閉じこもり、しがみつくことで自分を守り、現実に向かってトライしていくことを止めてしまうわけです。

自分の理想の職業とか仕事を夢見ていますが、目の前の仕事は本来の自分の仕事ではないと感じ、本気で努力しようとせず、すぐに辞めてしまいがちです。理想の恋人やパートナーを夢に描く一方、現実的にふさわしい人が現れても、理想と違うところ

る。

(7) 共感の欠如：他人の気持ちおよび欲求を認識しようとしない、またはそれに気づこうとしない。

(8) しばしば他人に嫉妬する、または他人が自分に嫉妬していると思い込む。

(9) 尊大で傲慢な行動、または態度

米国精神医学会「DSM-Ⅳ-TR 精神疾患の診断・統計マニュアル 新訂版」(髙橋三郎・大野裕・染矢俊幸訳、医学書院 2004) より

自己愛性パーソナリティ障害の診断基準

誇大性（空想または行動における）、賞賛されたいという欲求、共感の欠如の広範な様式で、成人期早期までに始まり、種々の状況で明らかになる。以下のうち5つ（またはそれ以上）によって示される。

(1) 自己の重要性に関する誇大な感覚（例：業績や才能を誇張する、十分な業績がないにもかかわらず優れていると認められることを期待する）

(2) 限りない成功、権力、才気、美しさ、あるいは理想的な愛の空想にとらわれている。

(3) 自分が“特別”であり、独特であり、他の特別なまたは地位の高い人達に（または施設で）しか理解されない、または関係があるべきだ、と信じている。

(4) 過剰な賞賛を求める。

(5) 特権意識、つまり、特別有利な取り計らい、または自分の期待に自動的に従うことを理由なく期待する。

(6) 対人関係で相手を不当に利用する、つまり、自分自身の目的を達成するために他人を利用す

にばかり目がいって相手にしなかったりします。

華やかな舞台芸術の世界や映画のスターに自分の理想を求め、それに熱中するのですが、身近な人物には無関心という場合もあります。思い描き、期待している自分の理想像というものがすばらし過ぎるので、どうしても現実がみすぼらしく見えてしまうのです。

飽くなき賞賛への欲求と批判に対する過敏さ

誰でも貶《けな》されるよりもほめられたいものですが、自己愛性パーソナリティ障害の人では賞賛への欲求が桁外れに強いと言えます。賞賛こそがこのタイプの人の原動力なのです。見えすいたお世辞のようなものにもコロッと騙されてしまうところがあります。自分をほめ称えるものが真の理解者であり、いい人だと思ってしまうのです。

したがって、逆に貶されたり批判を受けたりすることは、このタイプの人にとっては耐えられない屈辱です。善意の忠告であろうと、人から何かを指摘されることはケチをつけられたように感じ、素直に受け入れられません。それどころか攻撃されたと受け取り、激しい怒りにとらわれて反撃しようとします。

　自己愛性パーソナリティ障害の人は成功の階段を上っている間はいいのですが、状況が不利になって周囲から非難を受けると、とても脆《もろ》い面を持っています。高いプライドや尊大さも傷つきやすさを守るための盾でもあるので、それで自分を守りきれなくなると意外な弱さを露呈しやすいのです。

自己愛的怒りと嫉妬深さ

　自己愛性パーソナリティ障害の人に見られる一つの特徴は、思い通りにならないと激しい怒りにとらわれることです。その怒りはとても強烈で激しいものです。ひどい暴言を吐いたり、物を壊したり、暴力になってしまう場合もあります。

　たとえ自分に非があっても、相手の不手際や無能ぶりを一方的に責め立てます。なかには自分を怒らせたことに対して怒るという場合もあります。「なぜ、おれを怒らせるんだ？」「なぜ、私を怒らせるの？」というのは一つの常套句です。

　そして、自分を怒らせた罰として相手に制裁を加えようとします。つまり、自分が絶対の基準であり法律なのです。自分を怒らせることは正義に背くことで、絶対の悪と見なしてしまうのです。

自己愛的な怒りは、ときには相手を傷つけたり、自分を傷つけることもあります。その究極的な行為は相手を破壊することか、自分を破壊することです。

また、自己愛性パーソナリティ障害の人は、妬《ねた》み深く、他人の幸福を喜ばない傾向が強いのです。相手が友人や仲間であっても、恋人や配偶者や子どもでさえも、自分以外の者が成功したり、幸福になることに強い羨望や嫉妬を感じ、冷静でいられません。自分の分の成功や幸せが奪われてしまったかのように感じてしまうのです。

自己愛が強過ぎるために、身近な人の幸運を一緒に喜ぶことができないのです。そのため自己愛性パーソナリティ障害の人は、友人であれ、恋人であれ、相手のほうが成功を収めると、関係がギクシャクしやすいと言えます。

自己愛性パーソナリティ障害の人は、ともに栄え、ともに喜ぶという発想が乏しいのです。自分だけが誰よりも栄え、幸福でないと気が済まないところがあります。そのために逆に孤立し、恩恵から取り残され、不幸になってしまうことも多いのです。

搾取《さくしゅ》的態度と共感性の乏しさ

自己愛性パーソナリティ障害のもう一つ重要な特徴は、相手に対する人間的な思いやりや共感が乏しく、利害損得だけで打算的に考えることです。自分の都合や利益のために相手を利用しようとします。

相手に利用価値がある間は比較的いい顔をしていますが、利用価値がなくなると急に冷淡になり、そっぽを向いてしまいます。手のひらを返したような態度を取っても、あまり心が痛むことはありません。

そういう場合も自分の冷酷さは自覚されず、相手のほうに問題があると考えます。「役にも立たないのに、図々しい」「厚かましい」と、あっさり切り捨ててしまうのです。

一見した印象はとても紳士的で見栄えがし、堂々として頼りがいがあるのですが、いざ困って助けてほしいときには、さっさといなくなってしまうということになりがちです。それどころか、助けを求めてすがろうとする者を、足蹴にしてしまうような冷酷さを秘めています。

原因と背景

自己愛性パーソナリティ障害の成因を理解する上で、今日でも強い影響力を持つ説明は、先述のハインツ・コフートが打ち立てた理論です。

コフートによると、自己愛性パーソナリティ障害は「自己愛」の成熟過程が妨げられることにより、大人になっても幼い自己愛が残存しているとされます。幼い自己愛の形態として、第1編で述べた誇大自己と理想化された親のイマーゴがあります（61頁参照）。

誇大自己は、幼い万能感を抱いた、自分を神のように錯覚する自己愛であり、理想化された親のイマーゴは、尊敬し畏怖《いふ》する万能対象に投影された自己愛だと言えます。自己愛性パーソナリティ障害の中核的な心の構造には、自分を神のように見なす部分と相手を神のように見なす部分があり、両者が統合されずに危ういバランスで併存しているのです。

この未統合な中核的な構造を、コフートは「双極的自己」と呼びました。万能感的な欲求が妨げられると、自己はまとまりを失い、バラバラになってしまうのです（自己の断片化）。

こうした幼い自己愛の段階に留まってしまう原因として、先にも述べたように、コフートは自己愛の顕示的な願望や、理想化への欲求の充足があまりにも急激に奪われることで、自己愛の傷つきが生じた結果だとしたのです。また、逆に過度に充足し続けることによっても、自己愛の成熟が妨げられると考えました。

精神分析理論が早期の養育、特に母子関係を重視するのに対して、心理学者のテオドア・ミロンは、より多様で広範囲な環境的要因を考えました。特に重要とされた環境要因としては、「親の溺愛」「過大評価（ほめ過ぎ）」「搾取的行動」「一人っ子」で、こうした環境要因から世界は自分を中心に回っているという思い込みを生じさせると考えました。自分以外のその他大勢の人は自分より劣っているので、うまく利用すればいいのだという驕りを生むのですが、それを教えたのは、その人を育てた環境だと言うのです。

近年、自己愛性パーソナリティ障害も非常に目立つようになったタイプの一つです。かつては珍しかったタイプが、今ではごくありふれたものになりつつあります。そうした状況を作り出している要因として、少子化や過保護な養育、教育の影響は否定できないでしょう。

最近の研究では、遺伝的要因も意外に大きいとする報告がなされています。

対応とサポートのコツ

鏡になるテクニック

自己愛性パーソナリティ障害の人は、「賞賛の鏡」が生きる原動力として必要です。このタイプの人は絶えずそばで賞賛し、励ましてくれる存在があって初めて、成功の階段を上っていくことができます。

通常、その役割を担うのは母親であり、やがてその母親に代わる存在です。比較的健全な自己愛性パーソナリティの人は、母親から絶えず賞賛のエネルギーをもらって育った人です。

それに対して病的な自己愛性の人では、親自身はその人に対して冷淡なところがあり、親からはあまり賞賛が得られず、代わりの存在から賞賛を得ることで自分を支えてきた人ということが多いようです。あるいは、途中まで溺愛してくれた母親がいなくなってしまうという事情にもよく出会います。

自己愛性パーソナリティ障害の人にうまく接し支えていく上で、一番無難でかつ有効な方法は、本人のすばらしさを映し返す賞賛の鏡になることです。鏡自体に意志や考えがあっては具合が悪いように、個人的な意見や主張は控えめにして、本人がいかにすばらしいかを讃えることです。馬鹿らしいと思うかもしれませんが、自己愛性パーソナリティ障害の人は、賞賛や自己顕示への欲求という点では幼い子どもの段階に留まっています。そこを積極的に満たしてあげることで、本人は自分を保つことができ、力を発揮できるのです。

そして、エネルギーを与えてくれる賞賛者であるあなたを大切に思うようになります。自分の真の理解者だと見なすようになるのです。そうなると、ときには耳の痛いことを指摘しても、ある程度受け入れる余地ができてきます。あなたの言葉には素直に耳を貸すようになるのです。

ただし、調子に乗ってはいけません。あなたのほうが露骨に主導権を取ろうとしたり、非難するような言い方をしてしまうと、逆鱗《げきりん》に触れることになります。あなたは信用を失い、もはや出来損ないの鏡で、自分には不必要だと見なされるようになります。本人には、自分の悪口を言うような鏡は一番不要なものなのです。

自己愛性パーソナリティ障害で成功した人には、鏡の役をして本人を賞賛し、支え続けた人が必ずいます。逆にそうした人に巡り会えないと、自己愛性パーソナリティ障害の人は力を発揮できずに、悶々とすることになります。

勝ち負けを競わない

このタイプの人は、何でも競争相手、ライバルと見なしてしまう傾向があります。いつの間にかあなたが競争相手にされてしまうと、本人は冷静さを欠き、攻撃的な傾向や蔑《さげす》むような態度など、悪い一面がどんどん出てきやすくなります。

自分を支えてくれている相手に対してさえ、そうなりがちです。そうなると関係を保つことが非常に苦痛になってきます。たいていの人は嫌気が差してしまうか、決裂してしまいます。

そういう状況に陥らないように、勝ち負け、優劣を競うような関係にならないように用心する必要があります。

手足にならない

自己愛性パーソナリティ障害の人は、他人はすべて自分のために働いてくれる存在くらいに思っているので、少し親しくなると図々しい要求をあれこれ突きつけてきます。してくれることを当たり前と見なし、してあげたからといって別に感謝もされません。

しかし、思い通りに動かなかったりすると、癇癪《かんしやく》玉を破裂させ口汚く罵ったりします。あなたが親切でやってあげていると、いつの間にか召使いのように見なされてしまうのです。逆にあなたが何か困って頼み事をしても、自分の得にならないことはあっさりと断られてしまうのが落ちです。

もっとひどい場合には、あなたがその人のために、親切からやりたくもないことをしてあげたそのあげく、そのやり方が悪いと言って、ひどく責められたり、責任を取れと迫られることさえ起きてしまいます。逆にうまくいったときの手柄は、その人のものになってしまいます。親切や奉仕の精神は通用しないのです。

自己愛性パーソナリティ障害の人を相手にするときは、思い通りになる都合のいい存在にならないように用心する必要があります。意図的にそうなるわけではないにしても、結果的にあなたの親切を逆手に取って、あなたを利用することになるのです。人当たりよく接近してきて、どんどん図々しいことを言い出します。

このタイプの特徴は、突然、自分勝手な頼み事や要求をしてくることです。そういう場合、相手の振る舞いがどんなに丁重でも取り合わないことが最善です。一度取り合うと、どんどん面倒事に巻き込まれたあげく、感謝もされず、逆に憎まれ口を叩かれたり、恨まれて終わることになりかねません。

このタイプの人が身近にいる場合は、手足となることをはっきり断ることです。それを許してずるずると関係していると、あなたのほうが病気になってしまいます。

自己愛性パーソナリティ障害の人では、パワー・ハラスメントやセクシャル・ハラスメントが起こりやすいのです。行き過ぎた行為に対しては我慢せずに、しかるべき機関や人物にすぐに相談し、対応することです。自己愛性パーソナリティ障害の人は強そうに見せていても実は小心で、体面を気にするので非をなかなか認めないものの、第三者が介入すると抑止効果はてきめんです。

克服のために

こうした特徴を持つ自己愛性パーソナリティ障害は、高過ぎるプライドと傷つきやすさ、敏感さのために、人との関係がギクシャクしたり孤立しがちです。

また、せっかくその人のことを評価し、便宜を図り支えている人に対しても、高飛車な態度を取ったり、忘恩的な行動をして、人望を失ってしまいがちです。

こうした傾向を持った人が、もっとバランスのよいパーソナリティに成熟するためには、どうしたらよいのでしょうか。

まずその手本となる「自己愛性パーソナリティ・スタイル」が、どういうものであるかを見ていきましょう。

自己愛性パーソナリティ・スタイルとは

自己愛性パーソナリティ・スタイルの人は、自分に自信があり、強い自尊心を持っています。自分の成功に向かって着実に努力しようとします。

実際、それなりの成果を収めている人です。しかし、それをひけらかしたり、過度に尊大に振る舞ったり、傲慢になることはありません。といって、過度に相手にへつらったり、自己卑下することもありません。

常に対等な立場で相手と向かい合うことを大事にします。そして、相手の立場や気持ちによく注意や関心を払います。相手の気持ちを汲み取ることが、自分にとっても結局利益になるということをよく理解しているのです。

自分にできることとできないことをよく把握していて、こうであってほしい、こうありたいという思いと、現実を混同しないように注意しています。自分の空想で事実を判断することの危険性を知り抜いているのです。

賞賛されることを楽しみますが、決してそれに溺れず、その危険や相手の真意にも用心深く注意を払います。逆に非難を受けても過剰に反応せず、言い分にゆったりと耳を傾けます。弱点を指摘されたり忠告を聞くのは忍耐がいるけれども、それを学ぶきっかけにすることが自分を高めることだと、大きな視野で考えることができるのです。

思い通りにいかなかったときや不快な状況が起きても、激情的になったり理性を失わないように用心しています。取り乱したり平静を失うことは結局マイナスにしかならないし、自分の品格を下げ、プライドにも反する行為だと考えているのです。

また、身近な人の成功や幸福を喜びます。心の内側に羨望や嫉妬心があっても、それはよい意味のライバル心であり、前向きな原動力となると捉えます。相手の成功、幸福を喜び、相手を盛り立てることが、また自分にもチャンスが返ってくることだと、長期的な視野で考えることができるのです。

自己愛性パーソナリティ・スタイルの人は、利益に対してとても貪欲です。しかし、短期的な損得だけでなく、長期的な損得を考える冷静さを持っています。短期的な欲に目がくらんで判断を誤ることがないように常に心がけているのです。

また、自分の利益のために周囲の人をうまく役立てようとしますが、自分だけが利益を独占するような真似はしません。常に相手にも利益を還元してともに栄えようとします。搾取や利用ではなく、相手を活かすことで自分も利益を得ることを考えるのです。

目先の利益より、長く大きな視野を

自己愛性パーソナリティ障害と成熟した自己愛性パーソナリティ・スタイルの本質的な違いは何でしょうか。

自己愛性パーソナリティ障害として行き詰まるのではなく、パーソナリティ・スタイル、個性として開花するためには何が必要なのでしょうか。両者を比べてみると、その答えがおぼろげながら見えてきます。

まず一つは、自己愛性パーソナリティ障害の人は自分しか見えていないということです。相手の立場や気持ちに配慮が及んでいないのです。自分のことを自慢し、偉く見せ、賞賛やお世辞の言葉を聞くことは心地よいことでしょう。

しかし、その心地よさだけにとらわれ、相手がどう思っているかに注意が及ばないのです。相手は興味深そうに相づちを打ち、賞賛の言葉を並べながらも、心の中では「また、自慢話か。もう聞き飽きた。何て幼稚な人なんだろう」と思っているかもしれません。

成熟した自己愛性パーソナリティ・スタイルの人は、自分の思いや都合だけでなく、相手がどう思うかを同時に考えることができます。そうすることで、自ずと行動に一定のブレーキがかかってくるのです。

また、自己愛性パーソナリティ障害の人は短いスパンや狭い視野でしか、満足や利益を考えられない傾向があります。すべてのパーソナリティ障害に共通することですが、自己愛性パーソナリティ障害の人も、今この瞬間の満足・不満足というものにとらわれてしまうのです。

それに対して、成熟した自己愛性パーソナリティ・スタイルの人では、この瞬間の損得だけでなく、長期的な損得を計算することができます。今この瞬間の満足を我慢しても、あとでもっと大きな満足を得られれば、そちらを選択できるのです。

それによって周囲との余分な摩擦を避けることができますし、人望が高まり尊敬や信頼を勝ち取ることもできます。長期的に見れば、ずっと大きな利得が得られるのです。

自分へのとらわれを脱する

自己愛性パーソナリティ障害の克服は、結局、自分にとらわれない大きな視野を持てる人間になるということに行き着きます。これはまさに、多くの宗教や思想がテーマとしてきた課題でもあります。

実際、自己愛性パーソナリティ障害やその傾向を持った人が、自分のそうした傾向に気づき、それを変えていきたいと思ったとき、これまで頼ってきたのは、宗教や○○道というような自己鍛錬の道でした。

宗教では祈りや禁欲、修行を通じて自分へのとらわれを脱しようとしたわけです。武道や芸道では、勝負の厳しさや創作を通じて、自分を超えた境地にたどり着こうとしました。

そうした方法には、先人たちの深い知恵が刻まれていると言えます。それは精神医学の方法がたどり着いたものとも共通するのです。

(3)演技性パーソナリティ障害

注目と関心がないと生きていけない

演技性パーソナリティ障害は、他人の関心や注目に過剰な関心をおくタイプのパーソナリティ障害で、関心や注目を求めるあまり、自分を損なったり、信用をなくしてしまうようなことをしてしまうこともあります。結果的には損をすることを、どうしてもやめられないのです。

このタイプのパーソナリティ障害は、外見や性的魅力に重大な関心を寄せます。そのことが自分の価値だと思っているのです。「小悪魔」という言葉がブームになったことがありましたが、実は小悪魔というのは、まさに「演技性パーソナリティ障害」の典型的な一つのタイプだと言えるのです。

相手を自分の魅力で誘惑し、思いのままにコントロールし、さんざん貢がせるけれども決して心は与えない。相手は確かな愛の証をほしさにどこまでものめり込んでしまうが、そんなものは決して得られない。そこが小悪魔の「悪魔」の部分なわけです。「小悪魔」と呼ばれる女性は、ある意味、演技性的な自分の特性を最大限に活かして世渡りしている人たちです。それはそれで自分の特性を活かしていると言えるわけで、立派な「社会適応」だと思います。

ただ、そんなふうに強く、したたかに生きられるばかりではないことも事実です。演技性の人には、うつや不安障害が少なくありません。内面に脆い部分や傷つきやすい部分をかかえていることが多く、表面は明るく魅力的に振る舞うのですが、急に塞ぎこんだり、空虚感に襲われたり、不安でたまらなくなったりするのです。

また、演技性の人はとても依存的な傾向があります。絶えず誰かに頼ったり、取り巻きを求めるのです。それで自分を支えようとしているのですが、ときにはそれが災いすることもあります。

つまり、周囲の反応に依存しているため、周囲が期待しているような反応を返してくれないと、たちまち不機嫌になったり、元気をなくしてしまうのです。

演技性パーソナリティ障害の歴史は古く、四千年前に遡《さかのぼ》れると述べている文献もあります。かつては「ヒステリー」と呼ばれていたものがそれに近い概念でした。「ヒステリー」はギリシャ語で「子宮の病」という意味です。

典型的なヒステリー発作は、体を弓なりに反らして痙攣《けいれん》するのですが、女性が性的な絶頂感を味わっているときの姿を連想させ、見ようによってはとても艶《なま》めかしい状態だとも言えます。本人は意識してやっているわけではないのですが、そこに先人たちも性的な欲求不満が関係しているのではないかと考えたわけです。

ヒステリーのすべてではありませんが、一部には演技性パーソナリティ障害がベースにある場合があります。そうした場合には、とても人目を惹く派手な状態が出現しやすいと言えます。

今日でも、「ヒステリー性パーソナリティ障害」という用語が使われることがあります。これは演技性パーソナリティ障害のなかでも社会的機能が高いものを言います。つまり「小悪魔」タイプの女性は、この「ヒステリー性パーソナリティ障害」に相当すると言えるかもしれません。

有病率は一般人口の二〜三%で、精神的な問題で治療を受けている人の十〜十五%が該当するとされています。女性に多く見られますが、男性にも珍しくありません。最近は男性の演技性の人が増えているように思います。

ケース 1　美しい誘惑者

二十代半ばの女性。長い髪を垂らして美しい顔立ちをし、長身でプロポーションも抜群と、魅力的な容姿をしている。ちょっとした身のこなしにもセクシーな雰囲気が漂う。甘えるような口調で喋り、挑発的にも見えるポーズを取ったりする。高校生の頃、タレント学校に通ったこともあると言う。

ときどき過呼吸やうつ状態になるとの訴えで、医療機関の外来を受診した。診察中に過呼吸の発作を起こすが、激しく声を喘《あえ》がせ、体をよじるようにくねらせる。どこかわざとらしい。

彼氏がいるが、彼との性的な関係に不満を覚えていることや、前夜の彼氏との情交の様子をあからさまに話したりする。とてもセックスが好きだが、本当は絶頂感を味わっていないのに、その振りをしていることを打ち明ける。

ときどき理由もなく落ち込むときがある。そんなとき、彼氏は片時もそばを離れないようにして面倒を見てくれる。ところが居酒屋で知り合った別の男性と行きずりの肉体関係を持った。そのときの経緯を半ば悩んでいるように、半ば気を惹くように話す。

両親は本人の雰囲気とはまるで違い、謹厳実直そうな父親と控えめな母親である。十代のときに年上の男性と交際し、妊娠したが堕胎した。それから性格が派手になり不安定になったと言う。

ケース2　悪い癖

十九歳の女性。美しい顔立ちをしているが、よく動き悪戯っぽい笑みを浮かべる目の表情には、どこか「小悪魔」的な雰囲気が漂っている。父親は技術系の仕事に従事。母親とは本人が小学校低学年のときに離婚し、母親のほうは今は再婚して別の夫との間に子どももいる。本人の面倒は仕事で忙しい父親に代わって、兄が見てやることが多かった。

中学まではあまり問題なく過ごしたが、高校に入ってから過呼吸の発作や過食と嘔吐を繰り返すようになった。万引きも繰り返していたが、特に生活に困っていたわけでもなく、必要もないものを盗んで大量に溜め込んでいた。

周囲の注目や関心に貪欲で少しでも自分から注意が離れると、生きている気がしなくなると言う。故意に嘔吐して体重をコントロールしている。それも太ると誰も振り返ってくれなくなるような恐怖にとらわれるためだと言う。多少いやなことでも人に認めてもらうためには一生懸命頑張る。周囲の視線を意識した行動が多い。

特徴と診断

DSM-Ⅳに診断の根拠となる特徴として挙げられている項目は、187頁の表の通り八項目です（DSM-5でも同じ）。五項目以上該当することが診断の要件です。具体的に見ていきましょう。

注目と関心が命

演技性パーソナリティ障害の人にとっては、周囲からの賞賛や関心は何よりも大切です。自分に絶えず注目が集まっていないと不満を感じるだけでなく、生きている気がしないことさえあります。

演技性パーソナリティ障害の人の信念（69頁参照）は、一言で言うと、「絶えず注目や関心を浴びていないと、自分は無価値になる」という思い込みです。このタイプの人にとって、注目や賞賛を浴びることは愛されているという証であり、生きている実感を味わうことそのものなのです。そのためあと先を考えることなく、「注目追求行動」に走るのです。

演技性パーソナリティ障害の人やその傾向を持つ人は、絶えず自分が注目や話題の中心にいようとします。関心が自分以外のほうに向かってしまうと、自分のことが置き去りにされ、忘れ去られたような不安と苛立ちを覚えます。それを食い止めるために、周囲があっけにとられるようなパフォーマンスをしたり、眉を顰《ひそ》めるようなことを衝動的にやってしまう場合もあります。自分に注目が当たっていない状態で、ひっそりと目立たずにいるということに耐えられないのです。

そのため演技性パーソナリティ障害の人に起こりやすい行き詰まりは、「平凡な」家庭生活に入ったときに生じやすいと言えます。独身生活のときには周囲の複数の友人や恋人からちやほやしてもらえたのに、家庭という窮屈な枠のなかで、しかも子どもにだけ縛られて生活するようになると、注目や関心への欲求が、強い不充足状態におかれてしまうのです。

その結果、空虚感にとらわれたり、うつ状態になったり、一見、理由のわからない不安や苛立ちを覚えやすくなります。不倫や危ない火遊びで、そうした欲求を紛らわそうとすることも少なくないと言えます。

絶えず賞賛や注目を求める点は自己愛性パーソナリティ障害と共通します。実際、演技性パーソナリティ障害は、自己愛性パーソナリティ障害と同居することが少なくありません。ただ、自己愛性パーソナリティ障害と演技性パーソナリティ障害の自己顕示性には本質的な違いがあります。

自己愛性パーソナリティ障害の顕示性は、あくまでもすばらしい理想の自分を示すことが重要なのです。それに対して演技性パーソナリティ障害の人では、顕示し、注目を集めること自体が目的化しているところがあります。

つまり、社会常識的価値観からすると、明らかに自分の名誉を傷つけたり、非難や嘲笑を受けたりしてしまうようなことさえも、注目と関心を集めるために行ってしまうことがしばしばあるのです。ウソとわかってしまうようなことを言ってしまったり、スキャンダラスなことを好んでしたり、狂言自殺や被害者になったことを装ったりという場合です。

露出症というものがあります。自分の肉体や性器を人前にさらし、相手が衝撃と困惑の反応を示すことで満足を得る性癖です。この露出症も演技性パーソナリティ障害の病的な形態だと言えます。社会的な常識からすると、明らかに自分の名誉を傷つけ

演技性パーソナリティ障害の診断基準

過度な情緒性と人の注意を引こうとする広範な様式で、成人期早期までに始まり、種々の状況で明らかになる。以下のうち5つ（またはそれ以上）によって示される。

(1) 自分が注目の的になっていない状況では楽しくない。
(2) 他者との交流は、しばしば不適切なほど性的に誘惑的な、または挑発的な行動によって特徴づけられる。
(3) 浅薄ですばやく変化する感情表出を示す。
(4) 自分への関心を引くために絶えず身体的外見を用いる。
(5) 過度に印象的だが内容がない話し方をする。
(6) 自己演劇化、芝居がかった態度、誇張した情緒表現を示す。
(7) 被暗示的、つまり他人または環境の影響を受けやすい。
(8) 対人関係を実際以上に親密なものとみなす。

米国精神医学会「DSM-Ⅳ-TR 精神疾患の診断・統計マニュアル 新訂版」（髙橋三郎・大野裕・染矢俊幸訳、医学書院 2004）より

てしまうわけですが、そうすることをやめられないわけです。

露出症ほどに極端でなくても、演技性パーソナリティ障害の人では「露出症」的な傾向が見られます。肉体をぎりぎりまでさらけ出した服装を好んだり、性的交渉においてはとても大胆で挑発的な表現に長《た》けています。

依存的で優柔不断な面も

もう一つ、演技性パーソナリティ障害の特徴は他者志向的な傾向が強く、しばしば他人に依存的な傾向も見られやすいということです。人生の満足度が注目や関心に左右されるということは、言い方を変えれば他人の反応に依存しているということです。相手の反応や顔色にとても敏感な部分を持っているのです。

見かけは華やかで幻惑されてしまうような魅力に満ちているのですが、その実、本人の心の中は自信がなく不安定なことが多いのです。とても社交的で積極的な場合でも、反面、依存的で不安の強いところがあります。絶えず相手の顔色を気にしたり、思うような反応が得られないと、すぐ落ち込んでしまいがちです。拒絶されることに敏感です。

自分で何かを決めるということも案外苦手で、優柔不断なところがあります。些細なことをするのにも絶えず周囲の者の賛同が必要なのです。

これも周囲の反応に常に依存しているため、自分の価値観で決めるというよりも、周囲が気に入ってほめてくれるかどうかで決めるという傾向があるからです。実際、演技性パーソナリティ障害は依存性パーソナリティ障害（273頁参照）の傾向を持っていることが少なくありません。

性的魅力や外見へのこだわり

演技性パーソナリティ障害の人は人目を惹く魅力、ことにセクシーな雰囲気を持っている人が多いと言えます。外見やファッション、男らしさ女らしさというものにとても強いこだわりを持っています。

逆に言うと、そうした面で周囲の注目や賞賛を味わえなくなると、生きている実感が得られなくなり、人生がつまらなく思えてしまいます。

ただ魅力的であるということでは満足できず、相手からの反応を求めようとします。その結果、誘惑するような行動に走ることもあります。相手を魅了し、虜《とりこ》にすることが何よりの報酬です。

しかし、いったん魅了してしまうと、その相手に対しては関心を失っていきます。次に魅了できる相手を求めようとするのです。

演技性パーソナリティ障害やその傾向を持った人は、性的なパートナーとしてはとても魅力的だと言えます。ただ、一人の人からの関心や賞賛だけでは満たされないということも起こりやすいと言えます。すでに獲得した賞賛者はすぐに色あせ、新しい観客の喝采がほしくなるのです。

また演技性パーソナリティ障害の人では、外見へのこだわりが非常に強く、体重や体型を過度に気にします。そのため摂食障害にもなりやすい傾向があります。

オーバーアクションで、中身よりパフォーマンス

演技性パーソナリティ障害の人は表現力に長けており、ことに非言語的な表現力、つまりパフォーマンスが得意です。さりげない仕草や体の動かし方も人の注意を惹きつけるものを持っています。しばしば表現がオーバーになりがちで、「芝居」がかって見えることもあります。抱きついたり、涙を流したり、過度に甘えた声を出したり

ということもよく見られます。

また、あたかも○○のようなというステレオタイプを演じることもあります。幼い子どものようなしゃべり方をしたり、名家のお嬢さんふうを気取ったり、マッチョな男性や清純な女性、三枚目役を演じたりといった具合に、どこか作り物めいた役柄に自分からはまるのです。

見ていると、不自然な気がする一方で、すっかり幻惑され魅了されることもあります。ただ、最初は口調や身振りのほうに気を奪われて、中身のほうにまで気が回らないのですが、冷静になるにつれて外見や素振りばかりで、中身がないことに気づかされることも多いのです。過度に感情的な表現も本当の温かみとは違うのです。

演技性パーソナリティ障害の人は、最初は魅力的に見えるのですが、長くつき合うにつれて次第に上辺だけで深まりに欠けることに気づき、嘘臭く、見せかけの存在に思えてくることも多いと言えます。

移ろいやすく、浅い感情

演技性パーソナリティ障害の人のもう一つの特徴は、気まぐれであるということです。演技性パーソナリティ障害の人は合理的に思考するよりも、直感的、感覚的に反応する傾向が強いと言えます。興奮し舞い上がりやすい一方で、冷めやすい傾向があります。状況に左右されやすく、その場その場で判断が異なり、一貫性が乏しくなりやすいのです。

気分が変わりやすい傾向は境界性でも見られやすいものです。実際、演技性パーソナリティ障害と境界性パーソナリティ障害は合併しやすい組み合わせだと言えます。どちらにも言えることですが、自分に関心が向かっているときには機嫌もよく、いい顔をするけれども、関心がほかに向いてしまうと急に不機嫌になったり、そっけなくなったりしてしまうのです。その場合、相手の視点よりも自分が「主役」で、「中心」にいられるかどうかが気持ちの基準になります。

逆に本人の関心や都合によって、態度がガラッと変わることもよく起こります。その点は自己愛性パーソナリティ障害と共通すると言えます。

いずれにしろ、相手から見るとたいした原因もなく、気分や機嫌が変わってしまうように見えます。

周囲の人は、本人の「気まぐれ」を承知して顔色や機嫌をうかがい、それに合わせるようになりがちです。当の本人はそんな自分の傾向には目が向かず、自分をそんなひどい気持ちにさせる周囲に問題があると考えます。恋人やパートナーを振り回すのはまだいいのですが、一番気をつけなければならないのは、子育てにおいて子どもを気まぐれに支配し過ぎることです。

診断基準には挙げられていませんが、演技性パーソナリティ障害の人はかなり衝動的な傾向があります。思いもかけないようなことを咄嗟《とっさ》にしてしまうということもあります。また、被暗示性が高く、解離や退行を起こしやすいのも特徴です。これも周囲の状況に左右されやすいことと関係しています。

原因と背景

①養育と親子関係

演技性パーソナリティ障害の成因について、今日でも、もっとも説得力のある説明は精神分析が提示してきたものです。

演技性パーソナリティ障害の人は、母性的な愛情剥奪《はくだつ》や愛情不足を経験していることが典型的です。

女性の場合には、その代わりを父親に求めようとします。その結果、父親の気持ちを惹くためのオーバーなアクションや感情表現を発達させると考えられています。成長するにつれ、父親に対する性愛的な欲求は抑圧され、その代わりを周囲の男性を誘惑し賞賛を得ることで満たそうとします。

ときには、父親に対して急激な失望を味わうような状況に遭遇し（たとえば、父親の女性問題や再婚）、それがきっかけとなって過剰なまでに他の男性（ことに年上の地位のある男性）に対象を求め、激しい男性関係を繰り広げることも少なくありません。

しかし、理想化された父親像に比べると、どの男性も彼女を満足させるよりも失望させる結果になり、また違う相手に対象を求めるということになりやすいのです。

男性の場合も幼い頃の母親からの愛情や関心不足が背景にあります。母親の関心を惹き、気にいられようとして注目を惹きつける術《すべ》を身につけていくと考えられます。その補いを父親で得ようとしますが、父親もまた彼を失望させてしまう場合、過度に男性的になって父親に取って代わろうとするか、逆に男性的であることを拒否してしまうかのどちらかになりやすいと言われています。

母親に対する性愛的な欲求は抑圧され、数多くの女性を誘惑することで解消しようとしますか、独身主義を貫くかという経過をたどりやすいのです。その結果、性愛的な遍歴を続けるか、独身主義を貫くかという経過をたどりやすいのです。

ここでは親との関係だけについて述べましたが、実際にはきょうだいとの関係も重要な役割を果たしていることが少なくありません。母親の愛情、関心の不足をきょうだいとの関係で補っているという場合です。過度に兄や姉を理想化している場合、兄や姉に恋人ができたり結婚するということで傷つき、バランスを崩すきっかけとなることがあります。

男性の場合も女性の場合も、母親との関係はアンビバレント（二律背反）な傾向が見られます。愛情を与えてくれない母親を過度に理想化するのですが、その一方で敵意や不信を抱くのです。上辺では母親に対してとても明るくよい子で振る舞い、気にいられようとサービスします。しかし、母親がいなくなると急に落ち込んだり、負の感情に満たされるのです。

こうしたアンビバレントな態度は、他の異性に対する態度や同性の友人に対しても当てはまります。求める一方で心の底で不信を抱いています。

目の前にいるときには極めて友好的ですが、いなくなった途端、悪口を言い始めるということも多いのです。一人の愛情では満足できずに、いったん手にいれてしまうと関心を失い、怒りのはけ口にしてしまいやすいと言えます。

②遺伝的要因

もちろん、養育や親子関係の問題だけですべてが説明できるわけではありません。同じような体験をしても、演技性パーソナリティ障害になる人とそうでない人がいるわけです。そこには遺伝的要因の関与も少なくないことがわかっています。双生児研究によって算出された遺伝率は〇・六七と意外に高いものです。しかし、その素質を発現させるかどうかは環境的な要因の影響が大きく、両者の相互作用の結果と言えるでしょう。

ある意味、演技性の傾向は長所でもあり、性的な魅力に溢れていることは異性を惹きつけ、子孫を残すチャンスもそれだけ大きいと言えます。つまり、その形質を受け継ぐことは、生存においてむしろ有利な面を持つわけです。ことにパフォーマンスやファッション、外見に重きをおく現代社会では、演技性の形質は異性から選ばれ栄えることになります。

ただ、何事もそうですが、有利なことばかりではありません。演技性パーソナリティ障害の人は総じてあまり子どもが好きではないようです。子育てに関心が乏しかったり、子どもを作らない選択をされる人もいます。子どもはわずらわしく嫌いだと率直に言われる方もいます。

子どもというのはみんなの関心や注目を惹きつける魅力を持っています。そういう存在が自分に向けられるはずの注目や関心を奪ってしまうライバルのように感じたり、嫉妬を覚えることもあります。演技性の人にとっては、自分の子どもを配偶者が可愛がることを、自分をおろそかにされたように感じてしまうこともあります。そうした傾向は彼らが味わった幼い頃の愛情剝奪と深く関係があるようです。

演技性の傾向そのものは魅力的な個性と言えるのですが、その傾向を障害にしてしまうのには、その人の素質よりも体験、つまり心理社会的要因のほうだと言えるかもしれません。

遺伝的に受け継がれた「演技性」的な素因に、母性的な愛情剝奪や父親に対する理想化と失望という体験が加わることによって、演技性パーソナリティ障害が生み出されやすくなるのでしょう。

③行動の学習と心的外傷体験の影響

もう一つ、演技性パーソナリティ障害の形成において重要な要因と考えられているのは、身近なお手本の存在です。つまり、演技性の傾向を持った大人が学習モデルになっていて、その人の振る舞いから知らず知らず行動様式を学んでいると考えられます。

実際のケースでも両親のどちらか（母親であることが多い）が、そうした傾向を持っていることは少なくありません。

その場合、現在ではなく若い頃の性格をよく思い出していただく必要があります。母親が些細なストレスでヒステリーを起こしたり、具合が悪くなったり、家出をしたりという場合、子どもは当然そうした行動によって、不安な状態になるだけでなく行動自体を学びます。親から遺伝的な形質を受け継ぐと同時に、行動や考え方の面でも学習して演技性的な傾向を育んでいくのです。

対人関係療法の創始者であるローナ・スミス・ベンジャミンによると、演技性パーソナリティ障害の人は能力や精神的な強さといった内面的な長所よりも、容姿や面白さといった外面的な長所ゆえに愛されてきた人たちだと言われます。つまり、彼らにとっての「重要な他者」（多くの場合は親）が、人間としての中身よりも外見や表面的な行動を重要視したのです。

演技性パーソナリティ障害の人の、めまぐるしく気分や態度が変わりやすい傾向も、親との関係で学んでいることが多いと言えます。喧嘩をしたり仲直りをしたり、劇的に変動する両親の間で過ごした子は、劇的で変動の激しい対人関係をいつしか身につけてしまいやすいのです。こうした家庭では、本質よりも外面的なことに左右されやすい傾向があります。

親の顔色をうかがい、機嫌を取ってくる子を可愛いと思う一方で、自分の考えをズケズケと言う子は可愛げがないと思うのです。具合が悪いのに我慢して頑張っている子はまったく気にかけてもらえないのに、たいした病気でもないのに、お腹が痛いと苦しそうにする子のほうが可愛がってもらえるのです。もっとひどい場合にはこの子はきれいだから、可愛い顔をしているからと、きょうだいの間でも差をつけて愛情を与える場合もあります。

こういう上辺にとらわれた養育を受けても、子どもにはそれが偏っているものだと判断することはできません。それがすべての基準となって、それに合わせるしかないのです。

ただし、両親ともにまったくそうした傾向を持たない場合もありますが、その場合にはその人に影響を与えた年長者の存在があるものです。ときにはそれが兄姉であったり、伯父、叔母であったり、教師であることもあります。

さらに最近では、身近な大人が手本にならなくても、さまざまなメディアを通じてタレントや俳優がそうしたモデルを提供しています。現代人は平均値として、演技性的な傾向を帯びやすいと言えます。

もう一つ重要な要因として、性的虐待や性的暴力などの性的な外傷体験の関与があげられます。

こうした体験があると、自分に対していわれのない罪悪感を覚え、二面性の傾向を持ちやすくなります。過度に明るく気にいられようとサービスするよい自分と、汚れた罪深い存在であることを隠し、周囲を欺《あざむ》いている悪い自分に分裂しやすいのです。

本当の自分と行動している自分はつながらず、自分の醜い部分を悟られないために、いつも見せかけの自分を演じているという状況になりやすいのです。その結果、演技性的な精神構造が作られていきます。

対応とサポートのコツ

恋人、配偶者が陥りやすいワナ

演技性パーソナリティ障害の人は、純真で信じやすい人を見分ける嗅覚を持っています。演技性の人にとってそういうタイプの人を操るのはいとも簡単なことなのです。演技性の人は、人目を惹きつける外見的魅力や洗練された所作に加えて、虚実入り交じった巧言や気を惹く話術で相手を幻惑します。

第三者から見たら、明らかに作り事や演技とわかることを、恋人や配偶者は露疑わずにしばしば振り回されます。オロオロ心配し、チヤホヤと機嫌を取ったり、世話を焼くのです。

しかし実際は、こうして過度に本人を守りかばうことが、事態をどんどん悪化させていっていると言えます。演じられる弱さに振り回されないことが大事なのです。

演技性パーソナリティ障害の人では、過呼吸やさまざまな身体症状が出現しやすい傾向があります。そういうときに周囲があわてて大騒ぎせずに、むしろ自分で対処をさせていくことを指導していくと早く落ち着いていきます。そして、そうした症状が出たときに急にチヤホヤするのではなく、本人がけなげに普段の生活で努力しているときに、大いに認めてあげ、関心を注いであげることが大事です。

本人の外見や動作に惑わされずに冷静に事態を見守り、自分で自分の面倒を見させるようにすることがかえって回復の近道になるのです。

強くなると見捨てられるという恐れ

演技性パーソナリティ障害の人は、ありのままの自分では愛してもらえなかった人です。自立した自分になることを拒まれ、道化やエンターテイナーのように相手にサービスすることで、自分を認めてもらうという行動スタイルがしみついています。

それは裏を返すと、相手にサービスすることをやめ、自分の本音を主張し、本来の自分として生きていくことが許されないと思い込んでいるということです。相手の思惑や関心に支配されるのを卒業し、本来の自分として生きようとすると見捨てられてしまうという恐れの気持ちが働いてしまうのです。

その人にとって強い自主独立の人間になることは怖いことなのです。他人の関心や注目ばかりを重要視する生き方が身についているため、自分の生き方をしようとすることが怖いのです。

自立することは見捨てられてしまうような恐怖を感じさせるのです。演技性の人をサポートする上でこの不安を理解し、そこから自由になれるように安心と勇気を与える必要があります。

ありのままの本人を認める

演技性パーソナリティ障害もその根っこをたどっていくと、多くは親子関係のねじれに行き着きます。親の関心にどこか乏しいところがあったり、親と本音での関係が持てずに、親にサービスしたり、親の機嫌をうかがったりという状況が見えてくることが多いのです。

親のほうも、ありのままの本人を拒絶し、明るく陽気で魅力的な本人しか認めようとしないという傾向があります。暗い顔の本人を見ると、心配するというよりも親のほうが不機嫌になり、拒絶してしまうのです。

まず必要なことは、いい状態の本人であれ、悪い状態の本人であれ、あまり差をつけないように接することです。虚言や陰での問題行動が見られる場合にも同じことが言えます。演技性パーソナリティ障害の人は陰日向の差が大きく出やすいのですが、それも普段いい自分を演じ過ぎているためです。そこで我慢した無理が歪《いびつ》な行動となって現れてしまうのです。

問題行動の部分にばかり焦点を当て過ぎずに、本人の心の中の思いのほうを汲み取るようにすると、問題行動もやわらいでいくものです。ありのままの自分でいいのだという安心感が、特別なパフォーマンスやわざとらしい行動でなく、自然な心の表現となり、それが安定につながっていくのです。

克服のために

演技性パーソナリティ障害は、適応の邪魔をしている悪いパターンを改善し、認知や行動のバランスをよくすることによって、魅力的な「演技性パーソナリティ・スタイル」へと高めることができます。

演技性パーソナリティ・スタイルとは

では、目標となる演技性パーソナリティ・スタイルとはどういうものか見ていきましょう。

魅力的で印象的な外見や身ごなしを備え、ファッションや身繕いにもよく気を配りますが、嗜《たしな》みを持ち、過度に誘惑的なものや性的なものに走ることはありません。お世辞や賞賛を楽しみますが、その過剰な追求に没頭することはありません。活き活きと生活を楽しみ、感覚的な喜びも大切にするとともに、それにのめり込まず、状況に応じて大胆さと慎みを使い分けることができます。ことに、すぐに満足が得られない場面でも我慢することができます。

注目を浴びることを好み、パフォーマンスの能力を活かして、人前でも臆せず、きちんと自己主張することができます。感覚的な傾向や感情、また愛情を体全体で奔放に表現する傾向を活かして、自分もパートナーも楽しむことができますが、そのサービスの対象を広げ過ぎない慎みをわきまえています。

その場限りの感情や感覚に流されず、自分の趣味や信条を大切にし、責任や一貫性を持って振る舞えます。中身のないオーバーアクションに走らずに、表現力を活かしながら、かつほどよさを心得ています。周囲を驚かせ感心させることよりも、身近で具体的なことを大切にできるのです。

演技性パーソナリティ・スタイルとして成熟するために、どういう変化が必要かについて見ていきましょう。

関心、注目に貪欲になり過ぎない

自分が注目の中心でないときに、また置いてきぼりにされたような寂しさや苛立ちを感じたときに、注目追求行動に走ってしまう自分のパターンを自覚することです。その自覚には二つの段階があります。

まず注目されていないことでフラストレーションを感じている自分の状態を自覚することです。目立てなくてイライラしているなと、自分で気づくことです。次に、そういう状態におかれるとすぐに目立つ行動をして、注目関心を引き寄せねばと「注目追求行動」に走ってしまうことを自覚します。

演技性パーソナリティ障害の人は、絶えず賞賛や賛同や保証を求めようとします。

しかし、バランスの取れた演技性パーソナリティ・スタイルの人では、ほめ言葉やお世辞をもっと余裕を持って楽しむことができます。ガツガツと必死に求め過ぎることが行き過ぎた行動を生み、かえって評価を下げてしまうことを知っているのです。

求め過ぎると、気品が失われ卑しくなってしまうのですが、演技性パーソナリティ障害の人では節度というものが保たれにくいのです。なぜそうなってしまうかと言えば、その人のなかに激しい注目への飢餓感があるからです。飢えを経験した人が食べることに貪欲になってしまうように、演技性パーソナリティ障害の人もそんなにガツガツしなくてもいい場面で、ガツガツと賞賛や注目を求めてしまうのです。

注目や関心に貪欲になり過ぎないように、自分を振り返る目を持つことです。もっと自分をアピールしたいという思いをコントロールできるようになれば、もっと魅力的になるということを悟らねばなりません。周囲も本人のプライドを傷つけないように、その点をさりげなく指摘し、もっと魅力的に成熟する秘訣をアドバイスしてください。

一方、周囲の人は関心や注目を十分に与えてください。さりげないほめ言葉や評価をこまめに与えてください。それを繰り返すことによって飢餓感が次第に癒されていくのです。まず十分に与え続ける段階が必要なのです。

信頼関係がある程度できてくると、節度が本当の魅力につながることを少しずつインプットしていきます。また、周囲の評価に左右されない、自分自身の気持ちというものを尊重していきます。周囲の反応を気にし過ぎることは自分自身の判断力や個性を損なってしまうことになります。

演技性パーソナリティ障害の人は、しばしば「個性的」なふうを装いながら、ただ奇抜なだけで本当の個性が活かされていないことも少なくありません。また、目立ってはいるけれども、ステレオタイプな型にとらわれている場合もあります。見かけより柔軟性に欠け、関心や趣味も狭いのです。

自分の個性を本当に開花させるためには、周囲の賞賛や賛同をほどほどに受け止め、自分の判断が主導権を持つことが大事です。周囲の人も観客や審査員になるばかりでなく、その人自身がどう思うかに注意を向け、借り物でないその人らしさの部分を積極的にほめてください。

外見や性的魅力だけでなく中身を

演技性パーソナリティ障害の人は外見や性的魅力ばかりを過度に重視しがちです。

外面的な魅力も大切ですが、そればかりにとらわれていると、年を取るにつれて人生がどんどん寂しいものになってしまいます。外見や性的魅力というものはどんなに頑張っても、年齢とともに色あせていくものです。

外面的な魅力は短い時間のつき合いでは楽しく魅力的ですが、長い年月のつき合いのなかでは、それほど重要ではなくなっていきます。ことに家庭生活や子育てには外見的な魅力はあまり役に立たないものです。

演技性的な傾向を持った方は、若い頃から中身を磨き充実することを大切にすると、とても魅力的なパーソナリティへと成熟していきます。

教養、趣味、料理や園芸、スポーツ、家事といった身近なことを楽しめるようになるとバランスがよくなります。土いじりや自然と触れ合うことも、他人に注目されることとは違う喜びがあることを教えてくれます。子育ても自分を縛ることと考えずに、自分の中身を豊かにするすばらしい機会だと考えるとよいと思います。日記をつけたり、文章を書き留めるのも自分との対話になり、内面世界を広げてくれます。

演技性パーソナリティ障害の人は感覚的な傾向が強く、論理的にじっくりと物事を考えるのが苦手な傾向があります。繊細な感性という長所を伸ばすと同時に、論理的な粘り強い思考も身につけていくことが大切です。

楽しみはあとにとっておく

演技性パーソナリティ障害の人はせっかちで、すぐに満たされることを望みます。楽しみをあとにとっておくということが苦手です。次々と楽しもうとするあまり、どれも中途半端になるということも起こります。気移りしやすいのは次の楽しみを考えてしまい、目の前の楽しみだけでは満足できなくなってしまうからです。それはとてももったいないことです。

そうした弊《へい》に陥らないためにも、ゆっくりと楽しむ術を身につけることが人生を豊かにする上でのポイントです。

パーソナリティ・スタイルを活かす

演技性パーソナリティ・スタイルを活かすものとしては、人にサービスし喜んでもらう仕事が天職でしょう。

俳優やタレント、アナウンサー、接客業、サービス業、販売や営業の仕事、学校や塾の先生などが挙げられます。演技性の人は家庭にはまり過ぎると活力を失いがちになります。外で活躍する場を持つことが大切だと言えるでしょう。

(4) 反社会性パーソナリティ障害

特徴と診断

反社会性パーソナリティ障害は規範意識（社会的なルールを守らねばならないという自覚）や、他者に対する共感性の乏しさを特徴とするパーソナリティ障害で、自分の欲求のためであれば、他人を害したり、損なうことも冷酷にやってしまうものです。アウトローな生き方をすることが、逆に自分のアイデンティティになっていることもありますが、ただそうした意識が乏しく、自己中心的に行動している場合もあります。

行動は衝動的でずる賢く、スリルを求めようとします。他人を信用せず自分に恩をかけてくれた人さえも、目先の利害で簡単に裏切ったり攻撃します。強さや勝ち負けにこだわり、自分の力を示すために命をかけることも厭《いと》いません。

認知スタイルは柔軟性に欠け、打算的で敵対的です。目的のためには手段を選ばないのを当然と見なします。感じ方は浅く表面的で調子がよく、真心や同情心に欠けます。人間的な温もりや優しさを弱さだと見なし、毛嫌いする傾向があります。

次に掲げた通り、ＤＳＭ－Ⅳ（ＤＳＭ－５でも同じ）の診断基準では十八歳以上であること、及び七項目の状態が挙げられています。そのうち三項目以上該当することが診断には必要です。

ケース　ひねくれ者

二人兄弟の次男。兄は真面目で学業成績も良く、高校を卒業後、手堅い仕事について結婚している。本人が幼い頃、母親が精神的に不安定となったため、あまりかまってやることができなかった。幼稚園、小学校と悪戯や悪さをして叱られることが多かった。母親はそんな我が子に対して厳しく躾《しつ》けようとしたが、学年が上がるにつれて、ますます反抗的な「ひねくれ者」になった。

小学五年のときに暴力沙汰で他の子にケガをさせる。中学のときにはバイクを盗

(7) 良心の呵責の欠如。これは他人を傷つけたり、いじめたり、または他人のものを盗んだりしたことに無関心であったり、それを正当化したりすることによって示される。

B. その人は少なくとも18歳である。

C. 15歳以前に発症した行為障害の証拠がある。

D. 反社会的な行為が起こるのは、統合失調症や躁病エピソードの経過中のみではない。

米国精神医学会「DSM-IV-TR 精神疾患の診断・統計マニュアル 新訂版」(髙橋三郎・大野裕・染矢俊幸訳、医学書院 2004) より

反社会性パーソナリティ障害の診断基準

A．他人の権利を無視し侵害する広範な様式で、15歳以降起こっており、以下のうち3つ（またはそれ以上）によって示される。

(1) 法にかなう行動という点で社会的規範に適合しないこと。これは逮捕の原因になる行為を繰り返し行うことで示される。
(2) 人をだます傾向。これは繰り返し嘘をつくこと、偽名を使うこと、または自分の利益や快楽のために人をだますことによって示される。
(3) 衝動性または将来の計画を立てられないこと
(4) いらだたしさおよび攻撃性。これは身体的な喧嘩または暴力を繰り返すことによって示される。
(5) 自分または他人の安全を考えない向こう見ずさ
(6) 一貫して無責任であること。これは仕事を安定して続けられない、または経済的な義務を果たさない、ということを繰り返すことによって示される。

む事件を起こした。その都度、両親は本人に言い聞かせたが、おとなしくしているのは束の間で素行は改まらなかった。

高校を中退して彼女と同棲し、仕事に行くようになるが、些細なことでトラブルを起こし続かない。パチンコ屋や現場の仕事を転々とする。彼女と別れてからはますます荒《すさ》み、暴力団関係者とつき合い始める。自ら薬物にも手を染める。キレると何をするかわからない。十九歳のとき、つき合っていた女性に暴行して逮捕された。

原因と背景

幼い頃から両親の愛情や養育に偏った過不足が見られることがほとんどです。もっとも多いのは虐待やネグレクトを受けたケースですが、溺愛されて育ったケースも少なくありません。また、両者が混在することもよくあります。肝心の母親は本人に愛情をほとんど与えなかったが、祖父母や第三者が不憫《ふびん》に思って甘やかしたという場合です。

養育の問題は親側のせいばかりではないようです。反社会性パーソナリティ障害の人では、かなりの割合で小さい頃から問題行動が見られ、ことにＡＤＨＤなどの発達障害が見られやすいことがわかっています。つまり、もともと育てにくいところがあり、それを不適切な養育がさらにこじらせてしまっているというのがよく見られる状況です。

出産時のトラブルや妊娠中の喫煙との関係も言われています。脳神経系の発達に不利な状況が発達面での障害を引き起こし、育てにくい子どもを親が虐待してしまうという悪循環の結果であるとの説が現在有力です。

また、反社会的な考え方や行動様式に、小さい頃から触れていることも大きな要因です。家庭や地域社会の影響も非常に大きいと言えます。

さらには情報文化の影響も無視できません。かつては触れることのなかったような攻撃的な映像や危険な欲望を刺激する情報に、小さい子どもたちまでがさらされていることは、当然、反社会的な行動や考え方を知らず知らず植えつけていきます。その結果、かつては反社会的な傾向を示さないような穏やかなタイプの若者までもが、内側に非常に攻撃的で冷酷な傾向を抱えやすくなっています。

ここでは従来型の反社会性パーソナリティ障害に話を絞って述べたいと思います。

反社会性パーソナリティ障害は男性に多く、男性の約三％、女性の約一％が該当するとの報告もあります。

対応とサポートのコツ

否定に敏感

反社会性パーソナリティ障害の人は、小さい頃から絶えず攻撃や否定的な態度にさらされ続けてきた人です。

親からも先生からも友達からも認めてもらえず、叱られたり、ときには暴力を加えられたりして大きくなってきたわけです。そのため他人は自分を否定し、攻撃する敵だという認識を持っています。

感情的な否定にならないように、中立的な言葉の使い方、態度を心がける必要があります。本人の「敵」にも「仲間」にもならずに、いかに中立的な立場を維持し続けられるかがポイントです。

さらに信頼が育まれてくると、注意したり叱ったりしても、「敵」と見なされないだけの関係を築ける場合もありますが、それには長い時間が必要です。

弱さを見せると危険

反社会性パーソナリティ障害の人は強い者に憧れ、弱い者を軽蔑します。相手の態度にオロオロしたり、おもねるような態度で接すると、扱いやすい相手だと見なして嘗《な》めてかかってきます。泣き落としにかかったり威嚇《いかく》してきたりして、思い通りに操ろうとするようになります。

ダメなことはダメだとはっきり言い切ることが大事です。ちょっとでもつけいるスキを与えてしまうと、そこを何とかこじ開けようと、あの手この手を使ってきます。規則を破ったり迷惑行為をしたとき、黙認したり大目に見てはいけません。必ずルールを確認し警告を発するなり、必要な対応を躊躇なく取る必要があります。

あいまいにしてしまうと相手を弱い存在と見なし、どんどん問題行動をエスカレートさせ、収拾がつかなくなっていきます。一線を越えた行為には断固とした対応が必要なのです。

このタイプの人は親しくなり過ぎると、自分に都合よく相手を解釈し利用するようになります。次第に期待や要求はエスカレートし、それに応じきれなくなると攻撃してくるということも起こりやすいと言えます。親切や優しさで接していると、本人にとってただ都合のいい利用対象になってしまいます。距離をおいた割り切った対応が、ある部分では必要です。

信じ続ける存在

反社会性パーソナリティ障害の人で立ち直ったケースを見ると、必ずその人のことを信じて見守り続けた存在がいます。それが親や家族である場合もありますが、第三者であることが少なくありません。

その人のことを見捨てずに信じ続けて関わり続けることが、その人のなかに根づいた徹底的な人間不信を徐々にやわらげていくのだと思います。

信じ続ける存在が親や家族であるほうがもちろん回復は早いと言えますし、苦しみも少ないのです。どんな人間も親から肯定されたいのです。どんな小さなことでも認めてあげ、プラスの評価を与えてあげることが凍りついた心を解かすきっかけとなります。そのときはすぐに変われなくても、信じてくれたことを感謝する日がきっとくると思います。

克服のために

一般に考えられているより克服されるケースは多いと言えます。加齢とともに落ち着き、三十代半ばを過ぎると半数程度がある程度改善するとの報告もあります。人間不信をやわらげる体験とともに本人の特性を活かす場が与えられることが、回復のポイントになります。

反社会性パーソナリティ・スタイルとは

若い頃は活きのいいガキ大将タイプで親や教師の手を焼かせる反逆児ですが、年齢とともに落ち着いてきて社会のルールや法律を犯すようなことはしません。組織に縛られるよりも自由業の仕事を好みます。世間一般の常識的な基準にはとらわれず、自分の価値観に基づいて生活します。

放浪傾向があり、一カ所に留まることは基本的に性に合いません。しかし、比較的短い期間であれば、責任を持って計画的に物事を続けることもできます。口達者で友人を作るのも上手です。勇敢で肉体的にもタフ。強い相手に対しても一歩も引かない気概を持っています。

他人のことはあまり気にせず、他人にはあまり期待もしません。気風《きっぷ》がよく、お金にはケチケチしません。気前よくパッと使ってしまいます。

金は天下の回りものくらいに考えていて、また必要なときには不思議とお金をひねり出す手腕を持っています。くよくよ過去のことにとらわれず、今この瞬間を楽しもうとします。性欲旺盛で若い頃から性的に活発ですが、本当に好きな人ができると、一人の人を長く大切にします。

信頼できる存在との出会い

反社会性パーソナリティ障害の人が変わり始めるきっかけには、必ず信頼できる人物との出会いがあります。その人が、親に対してはできなかった「認めてもらいたい」という思いを、もう一度やり直させてくれるのです。

そうした体験を通して自分が受け入れてもらえない、認めてもらえないという怒りが肯定的な思いへと変化していくのです。

過去への恨みからの脱却

自分が受け入れられる体験をすると不思議なことが起こってきます。今まで「否定」の二文字で、他人も世界も自分もすべてに破壊的な怒りしか感じていなかったのが、そうしたマイナスの面ばかりではないのだと思えるようになるのです。

そして、だんだんと人を受け入れ、過去を受け入れることができるようになります。人の過ちや傷つけられたことばかりにとらわれ、それを責めるのではなく、自分の至らなかった点や間違いにも目が向くようになるのです。そうした過程を経て、次第に過去の恨みから脱却していきます。

パーソナリティ・スタイルを活かす

無鉄砲で慎重さを欠く傾向は年齢とともに改善することが多いようです。

若い頃を乗り切れば、このタイプの人のいい面が次第に活かされるようになることも少なくありません。行動や感情のコントロールを身につけるとともに、一瞬の損得ではなく長期的な損得が考えられるようになることが大事です。

そのためには訓練と導いてくれる環境が大事です。いい導き手に出会えることが一つのきっかけになりますし、少々強引にでも本人を鍛えてくれるような環境が、このタイプの人が社会人として成熟するためには必要です。

さらには自分の有用感を味わう経験をし、現実的な技量を身につけることも、反社会的な方向ではなく建設的な方向に、高いエネルギーと行動力を活かせることにつながります。

男臭い職場でもまれたり、スポーツで攻撃的な欲求を発散したり、肉体的な鍛錬を積んだり、少し危険を伴うような仕事に従事することも、このタイプの人を悪の誘惑から守ってくれます。

どうやってでも生き抜いていく生活力の強さが、このタイプの人の最大の長所です。

(5)シゾイドパーソナリティ障害

特徴と診断

シゾイド（統合失調質）パーソナリティ障害は、他者への関心や関わりへの欲求が乏しく、根っから孤独が性に合っていることを特徴とするものです。統合失調症と近縁性があるとされ、統合失調症の陰性症状と似た傾向を示します。しかし、後述するように、近年は自閉症スペクトラムとの近縁性が注目されています。

喜怒哀楽の感情も乏しく、表情も平板な傾向があります。親しい友人はいないか、いても一人だけということが普通です。周囲からの評価には無頓着で、人がどう思おうとあまり気にしません。

服装や外見にも関心がなく、流行やファッションとは無縁の人です。異性に対する

障害の経過中にのみ起こるものではなく、一般身体疾患の直接的な生理学的作用によるものでもない。

＊注：統合失調症の発症前に基準が満たされている場合には、“病前”と付け加える。例：シゾイドパーソナリティ障害（病前）

米国精神医学会「DSM-Ⅳ-TR 精神疾患の診断・統計マニュアル 新訂版」（髙橋三郎・大野裕・染矢俊幸訳、医学書院 2004）より

シゾイドパーソナリティ障害の診断基準

A．社会的関係からの遊離、対人関係状況での感情表現の範囲の限定などの広範な様式で、成人期早期までに始まり、種々の状況で明らかになる。以下のうち４つ（またはそれ以上）によって示される。

(1) 家族の一員であることを含めて、親密な関係をもちたいと思わない、またはそれを楽しく感じない。
(2) ほとんどいつも孤立した行動を選択する。
(3) 他人と性体験をもつことに対する興味が、もしあったとしても、少ししかない。
(4) 喜びを感じられるような活動が、もしあったとしても、少ししかない。
(5) 第一度親族以外には、親しい友人または信頼できる友人がいない。
(6) 他人の賞賛や批判に対して無関心に見える。
(7) 情緒的な冷たさ、よそよそしさ、または平板な感情

B．統合失調症、「気分障害、精神病性の特徴を伴うもの」、他の精神病性障害、または広汎性発達

関心も乏しく、性的関係を積極的に持ちたいとも思いません。

ＤＳＭ－Ⅳ（ＤＳＭ－５でも同じ）の診断基準を掲げてありますので、参考にしてください。

ケース　若き隠者

四十代前半の麻酔科医である。仕事はたんたんとこなし技量もある。無愛想で挨拶もあまりしない。端正な顔立ちだが、表情は乏しく滅多に喜怒哀楽を示さない。いつも物静かに過ごし、話しかけられると答えるが、自ら口を開くことはまったくない。服装はよく似た格好をしていることが多いが趣味は悪くない。

三十歳の頃、交際した女性がいたが結婚寸前に破談にした。以来、女性との恋愛関係もない。友人つき合いもない。一人での生活にはまったく不自由を感じておらず、ときどき山登りに出かけることを楽しみにしている。

原因と背景

シゾイドパーソナリティ障害が生まれるメカニズムとして精神分析が提示してきたのは、母親から適切で愛情たっぷりの養育を受けることができなかったために、他人から愛情や保護を期待しなくなってしまったというものです。

一部のケースにはこうした傾向が見られることは確かです。幼い頃に何かの事情で母親がどこかに行ってしまったり、よその家や施設に預けられたようなケースでは、表情や感情が乏しく愛着自体が生じない回避型の愛着を示します。人に無関心だったり、孤独を好む傾向が見られ、集団生活にもなじめないということは多いのです。

ただその一方で、大切に育てられたはずなのに、こうした特徴を示すケースも少なくありません。

最近の研究では、遺伝的、生物学的要因も大きいとされています。ことにドーパミン系の過剰な活動や抑制系神経システム（興奮や不安を鎮める仕組み）の働きの弱さが、過敏性を生み、そのため対人接触を避けようとする傾向につながると考えられています。愛着と関係するオキシトシン系システムが未発達だったり、働きが悪かったりする場合も、対人関係が歓びよりも苦痛となりやすいと言えます。[*]

つまり、シゾイドの人は、感情が鈍感だから人と接触したがらないのではなく、敏感過ぎるから人と接することが苦痛になってしまうのです。

近年、注目されているのは、自閉症スペクトラムとの関係です。自閉症スペクトラムは、発達障害の一つで、①社会的な相互性や共感性の問題のため、人との交わりに困難を抱えやすい傾向や、②神経の過敏性、③同じ行動パターンや狭い領域の興味へのこだわりなどを特徴とするもので、中でも、自分から他者とかかわりをもとうとしないタイプの人では、成長してからシゾイド・パーソナリティ障害に発展しやすいと考えられています。ただ、回避型愛着スタイルの人は、自閉症スペクトラムと見分けがつきにくいことも多く、後天的な要因の関与が大きいケースも混じっていると考えられます。

ミロンは遺伝的な要因とともに環境的な要因を重視しました。環境的要因として両親の無関心で冷淡な態度、表面的で感情を抑えた形式張った傾向、ちぐはぐで堅苦しいコミュニケーションが影響するとしましたが、これらは親もシゾイド的であることを示しており、親は、血筋としても実際の生活環境としても、子どもに二重の影響を及ぼしていることになります。

むしろ、そうした親から生まれ、そうした家庭で育っても、必ずしもシゾイドになるわけではないという点も見逃せないでしょう。双生児研究でも遺伝的な要因の関与は半分程度と推定されています。乳児期に、かかわりを増やすことで、子どもが回避型の愛着タイプになるのを防ぐことができるという研究もあります。

＊ドーパミン系……神経伝達物質ドーパミンが神経端末から放出され、受容体に到達することによって信号伝達を行っている脳の神経経路。運動の制御や記憶、学習、創造性、意欲や快感などの機能に関与している。

対処と克服

孤独という聖域を踏み荒らさない

シゾイドの人と接する場合にもっとも大事なことは、親しくすることはいいことだという一般的な常識で、急に距離を詰め過ぎないということです。

シゾイドの人は、急に近づいてこられたり、自分についての質問を浴びせられると、それだけで自分の世界を侵犯されたような脅かされた気持ちを抱きます。友達になることはいいことだという安易な基準で接近すると、相手を戸惑わせ、思わぬ反応を引き起こすこともあります。

過度に感情的な表現や、なれなれしい言葉も本人には負担になり居心地悪く感じます。距離をおいた態度でたんたんと接し、少しずつ距離を縮めていくのが安全で信頼されるやり方です。

もう一つ大事な点は、本人のペースやタイミングを尊重するということです。傍目から見ると、動きが止まっているように見えたり、ペースがゆっくりし過ぎていて効率が悪く思えたり、まどろっこしく思えるものですが、本人の心の中のプロセスを無視して、こちらのペースで何かをやらせようとすると、よけいうまくいかなくなります。

ウサギとカメのレースで言えば、典型的なカメタイプです。瞬発力や派手さはなくても恐ろしく根気よく、地道な作業を続けていく面もあります。また、一見した印象からは想像できないほどクリエイティブな一面も持っています。それが活かされるためにも、本人のペースやタイミングを大切にしてください。

シゾイドパーソナリティ・スタイルとは

一人のほうが気楽で落ち着き、友達や仲間を持つ必要性をあまり感じません。人と打ち解けず、人と交わることをあまり楽しいと思いませんが、必要な社会的な交流は持ち、孤立しないための配慮は行えます。感情はいつも平静で穏やか。感情的になることは稀です。人間的な「臭み」がないため、敵を作らず、地味だが信頼される存在です。

性的欲望には淡泊で、性的関係がなくても別に不自由や不満を感じません。婚期が遅くなったり、独身で生涯を通すことも多いのですが、異性問題で人生を失敗する危険はありません。

出世欲や名誉欲に惑わされることもなく、自分の世界を大切にします。俗世を超越した清潔なイメージで、社会的に尊敬を受けることもあります。周囲の賞賛や批判、流行やムードに左右されることが少なく、自分のスタイルをたんたんと保つので、独自の境地を切り開いたり、地道な努力を要する大きな仕事を成し遂げることもあります。

物質や文明よりも、精神的なものや自然流の生き方に共感を覚え、そうしたものを追求することも少なくありません。ロハス的な生き方が似合うライフスタイルを持ちます。

パーソナリティ・スタイルを活かす

地道で孤独な作業をたんたんと続けていく分野が特性を活かしやすいと言えるでしょう。

また、人間関係よりも自然や機械を相手にした仕事のほうが向いています。エンジニア、学者、研究者、プログラマー、農業、動物飼育や自然保護に携わる仕事、山小屋やダムなどの管理者、僧侶、公務員、図書館司書などに適性があると言えるでしょう。

(6)失調型パーソナリティ障害

特徴と診断

失調型（スキゾタイパル）パーソナリティ障害は、非現実的な考えや知覚に支配されていることを最大の特徴とするものです。シゾイドパーソナリティ障害とともに統合失調症に近縁性があるとされ、幻覚や妄想といった陽性症状は認められないものの、知覚や思考が過剰な傾向が見られます。自閉症スペクトラムがベースにあるケースもあります。

非社交的でマイペースな点では、先述のシゾイドと共通点がありますが、シゾイドの人が内閉的でエネルギーに欠けた孤独で静かなライフスタイルを持つのに対して、スキゾタイパルの人は頭がいつも働き過ぎて、考えが際限なく広がり過ぎています。

(8) 第一度親族以外には、親しい友人または信頼できる人がいない。

(9) 過剰な社会不安があり、それは慣れによって軽減せず、また自己卑下的な判断よりも妄想的恐怖を伴う傾向がある。

B. 統合失調症、「気分障害、精神病性の特徴を伴うもの」、他の精神病性障害、または広汎性発達障害の経過中にのみ起こるものではない。

＊注：統合失調症の発症前に基準が満たされている場合には、“病前”と付け加える。例：失調型パーソナリティ障害（病前）

米国精神医学会「DSM-Ⅳ-TR 精神疾患の診断・統計マニュアル 新訂版」（髙橋三郎・大野裕・染矢俊幸訳、医学書院 2004）より

失調型パーソナリティ障害の診断基準

A．親密な関係では急に気楽でいられなくなること、そうした関係を形成する能力が足りないこと、および認知的または知覚的歪曲と行動の奇妙さのあることの目立った、社会的および対人関係的な欠陥の広範な様式で、成人期早期までに始まり、種々の状況で明らかになる。以下のうち5つ（またはそれ以上）によって示される。

(1) 関係念慮（関係妄想は含まない）
(2) 行動に影響し、下位文化的規範に合わない奇異な信念、または魔術的思考（例：迷信深いこと、千里眼、テレパシー、または"第六感"を信じること；小児および青年では、奇異な空想または思い込み）
(3) 普通でない知覚体験、身体的錯覚も含む。
(4) 奇異な考え方と話し方（例：あいまい、まわりくどい、抽象的、細部にこだわりすぎ、紋切り型）
(5) 疑い深さ、または妄想様観念
(6) 不適切な、または限定された感情
(7) 奇異な、奇妙な、または特異な行動または外見

人との関係には必ずしも消極的ではないものの、ぎくしゃくしていたり、自然さに欠ける嫌いがあります。直観やインスピレーションに富み、創造性を発揮したり、予言者的な存在や救済者として社会に貢献することもあります。

ケース　脱サラの占い師

五十代の占い師。風貌は独特で長い髭を蓄えている。小学生の頃から不思議な体験をすることがあった。自分を呼ぶ声が聞こえてきたり、人の気配を感じて振り返ると、亡くなったはずの人が立っていたりした。中学生の頃から頭が際限なく考え続けてしまい、不眠症で悩まされた。

思い出し笑いや独り言が多いと言われることもあった。中学の途中から性格が内向的になり、友人つき合いも減った。神経過敏で人前に出るのが苦手になった。それでも勉学は続け大学を卒業。大学は工学部だったが、関係のない心理学や宗教学の本を読みあさった。

企業に就職するが周囲と反りが合わず、浮いた存在だった。占いに興味を持ち先生について勉強を始める。筋がいいと言われ、試しに見た人からよく当たると言われるようになった。

三十代半ばから本格的に占いの道に入る。妻子もいるが家庭的な雰囲気に乏しく、浮世離れしている。近所の人からは「先生」と呼ばれて一目置かれている。

原因と背景

遺伝的素因としてはシゾイドと関連が深いとされます。無関心で表情や反応が乏しく、冷たく形式張った親が多いとされ、小さい頃に十分な刺激や親密さ、温もりを感じさせる体験が与えられなかったのではないかと考える学者もいます。

シゾイドとスキゾタイパルの成因の違いについてはまだ十分解明されていません。スキゾタイパルは、シゾイドの不安定なタイプと考える人もいます。シゾイド・パーソナリティとともに、自閉症スペクトラムが元々あったケースが多いと言えます。中でも、積極奇異型と呼ばれる、周囲の気持ちに無頓着で、自分の空想の世界に暮し、マイペースに行動し、一方的に自分の言いたいことをまくしたてるといったタイプは、スキゾタイパル・パーソナリティと関係が深いと言えるでしょう。

対処と克服

本人の特性を理解し尊重する

このタイプの人とうまくつき合い、本人の長所を活かすポイントは、本人の独特のライフスタイルや考え方をある程度理解し尊重することです。こちらを基準にしてそれに合わせることを求め過ぎてしまうと本人は疲労し、ときには不安定になり、敵対心を持ったり攻撃的になることはあってもよい成果は望めません。

アイデア豊かで常識を超えたセンスを持つ点や、秘められた創造的なパワーを積極的に評価してあげると、どんどん力を発揮するようになります。

スキゾタイパルパーソナリティ・スタイルとは

マイペースの独自のライフスタイルを持ち、独特の信念や感性に基づいて行動します。しかし、それ以外をすべて否定し、妄想的に凝り固まるということはなく、他の考えや感じ方から学ぶ余地も持っています。

抽象的で思索的なことを考えるのが得意ですが、現実的に検証する能力も持ち、迷信や非現実的な考えにすっかりとらわれて、現実とのバランスを欠いてしまうということはありません。

あまり社交的ではなく、社会的な集まりに参加したり仲間を作ったりすることには、無関心だったり消極的です。しかし、人に対して過度に警戒的になったり人との接触を避けるということはなく、必要な対人関係を持ち、信頼すべき相手とはいくぶん距離をおいてはいるけれども、安定した関係を維持することができます。

敏感で傷つきやすいところもありますが、偶然の出来事を自分に結びつけ過ぎたり、他人を過度に恐れたり過剰な不信感を持つということはありません。直観や勘が鋭く観察力に富み、周囲の人が自分にどう反応するかをよく見ています。

しかし、主観的な直観だけですべてを判断しようとはせず、客観的な目で思い込みを修正することもできます。

精神世界やオカルト、超常現象、心霊現象などにも関心を持つ傾向が見られますが、自ら幻を視たり超感覚的な体験にどっぷり浸かっているということはありません。

社会的な通念や流行からは超然としたところがありますが、周囲が眉を顰《ひそ》めるような風変わりさはなく、社会的なマナーや身だしなみにも、ある程度配慮して行動することができます。

パーソナリティ・スタイルを活かす

スキゾタイパルな特性を活かすためには、自分流や自主性を尊重してくれる環境に身をおくことが大切です。がんじがらめに縛り過ぎる環境は、このタイプの人が持つせっかくのクリエイティブな力を奪ってしまいます。

ただし、成功したスキゾタイパルな人を見ると、ある程度の社会性や協調性を備え、処世的なスキルを持っています。このタイプの人は社会的な能力を低く見る傾向があるのですが、苦手な部分を意識して鍛えていく努力がチャンスを広げます。

自分の世界を追求すると同時に、それを他者に伝えたり、その喜びを他者と共有することも大切なのです。

直観やインスピレーションにあふれたスキゾタイパルな人は、研究者、学者、技術者、発明家、作家、宗教家、セラピスト、占い師などに適性があると言えるでしょう。

(7)妄想性パーソナリティ障害

特徴と診断

妄想性パーソナリティ障害は、強い猜疑心《さいぎしん》と対人不信感を特徴とするもので、「人はいずれ裏切るので信用できない」という信念を抱いています。その信念を証明するために、裏切りの証拠を探ろうとする行動を取ることもあります。そのためかえって対人関係がギクシャクして、本当に「裏切られる」結果になってしまうこともあります。

妄想性パーソナリティ障害は権力を持った者にもよく見られるものです。リーダーになった者は、自分の部下が本当に忠節を尽くしているのか不安になるのです。もともと妄想性パーソナリティ障害の傾向を持った人がリーダーになったとき、そうした落とし穴に陥らないように注意をする必要があります。

DSM－Ⅳ（DSM－5でも同じ）には、246－247頁に掲げたように七項目の特徴的な症状が挙げられ、このうち四項目以上に該当することを診断の要件としています。

他人だけでなく仲間も信じることができない

妄想性パーソナリティ障害の人は、他人というものは油断のならないもので、自分に不利益をもたらそうとスキをうかがっていると考えています。親しみから近づいてくる者に対しても、自分を利用しようとしているのではないか、騙そうとしているのではないか、危害を加えようとしているのではないかなどと疑ってしまいます。

そのために人間関係が広がらず、親密な関係も築けないことになりがちです。せっかくのチャンスも自分から潰してしまいます。

妄想性パーソナリティ障害の特徴はまったくの他人だけでなく、身近な人の愛情や友情さえも信じられないということです。あからさまに猜疑心を示す場合もありますが、面と向かっているときは猜疑心を隠し、普通に接することができる老獪《ろうかい》なケースもあります。しかし、相手が目の前からいなくなると途端に疑い始めるのです。

真面目できちっとした人が多く、親密な関係にならない限りは問題に気づきにくいのです。夏目漱石の『こころ』の主人公の「先生」もこのタイプの人です。それは、漱石自身が同様の傾向を抱えて苦しんでいたことの反映でもあります。

個人的な情報を知られることを極端に嫌う

妄想性パーソナリティ障害の人に見られやすい特徴の一つは、極端な秘密主義です。自分の個人的な情報を知られることに対して非常に警戒的です。自分の秘密が他人に知られて、それが悪用されるのではないかという疑いを常に抱いています。第三者から見ればたわいもない事実も、本人から見ると重大な秘密のように感じられ、それを知られることを嫌がるのです。

些細な質問でも少しでもプライバシーに関わることについては、「どうして、そんなことを聞くのだ」と、逆に相手の質問の意図を怪しみます。自分の過去や経歴についても語ることを好みません。何も恥ずかしい事実や隠さないといけない過去がない場合でも、それに人の注意が向くことを嫌うのです。極端な場合には自分の過去を消

(7) 配偶者または性的伴侶の貞節に対して、繰り返し道理に合わない疑念をもつ。

B. 統合失調症、「気分障害、精神病性の特徴を伴うもの」、または他の精神病性障害の経過中にのみ起こるものではなく、一般身体疾患の直接的な生理学的作用によるものでもない。

＊注：統合失調症の発症前に基準が満たされている場合には、“病前”と付け加える。例：妄想性パーソナリティ障害（病前）

米国精神医学会「DSM-Ⅳ-TR 精神疾患の診断・統計マニュアル　新訂版」（髙橋三郎・大野裕・染矢俊幸訳、医学書院 2004）より

妄想性パーソナリティ障害の診断基準

A．他人の動機を悪意のあるものと解釈するといった、広範な不信と疑い深さが成人期早期までに始まり、種々の状況で明らかになる。以下のうち４つ（またはそれ以上）によって示される。

(1) 十分な根拠もないのに、他人が自分を利用する、危害を加える、またはだますという疑いをもつ。

(2) 友人または仲間の誠実さや信頼を不当に疑い、それに心を奪われている。

(3) 情報が自分に不利に用いられるという根拠のない恐れのために、他人に秘密を打ち明けたがらない。

(4) 悪意のない言葉や出来事の中に、自分をけなす、または脅す意味が隠されていると読む。

(5) 恨みをいだき続ける。つまり、侮辱されたこと、傷つけられたこと、または軽蔑されたことを許さない。

(6) 自分の性格または評判に対して他人にはわからないような攻撃を感じ取り、すぐに怒って反応する、または逆襲する。

したり、改竄《かいざん》してしまう場合もあります。

このように普段は自分のことを一切語ろうとしないのですが、このタイプの人もときに相手に心を許すことがあります。そのときは自分の「秘密」を打ち明けます。しかし、このタイプの人では、打ち明けることで心のバランスが崩れることも起こりやすいと言えます。打ち明けたことで自分を知られてしまったと後悔したり、打ち明けた相手に対して依存したい気持ちと裏切られるのではないかという不信の両方を感じ、揺れ動くようになります。

傷つきやすく、恨みにとらわれる

妄想性パーソナリティ障害の人のもう一つの特徴は、傷つけられることに極端に敏感であるということです。

些細な言葉にも悪意や非難、嘲笑の意味が込められているように感じて屈辱と怒りを覚えます。周囲の人はどうしてそんなことで腹を立てるのかさえわからないこともありますが、本人はプライドをひどく傷つけられたと感じるのです。

世間体や他人の言葉に非常に敏感で、自分に対して言われた言葉をいつまでも忘れません。十年も二十年も前に言われた言葉を一言一句間違いなく覚えていて、その恨みを昨日のことのように生々しく思い出したり、語ったりすることもよくあります。

妄想性パーソナリティ障害の人にとってもっとも難しいことは、相手を許すことです。自分の痛みにばかりとらわれるため、自分を傷つけたことについて相手を許せないのです。許せないがゆえに本人も苦しむことになります。

嫉妬深く、パートナーの貞節を疑う

妄想性パーソナリティ障害の人で起こりやすい問題の一つは、非常に嫉妬深く、配偶者や恋人が不貞を働いているのではないかと根も葉もない疑いにとらわれることです。パートナーの身体検査をしたり、メールをこっそり調べたり、探偵を雇って素行調査をすることもあります。それがＤＶ（配偶者間暴力）につながる場合もあります。

このタイプの人は執念深く、ねちっこいので、パートナーは言いなりになって支配されるか、逃げ出してしまうかのどちらかになりやすいと言えます。何をされるかわからないので、諦めて一緒に暮らしているという場合もあります。

ケース　セールスマン嫌い

工作機械メーカーで管理職をしていた五十代の男性U氏は、寡黙で無愛想だが与えられた仕事は着実にこなし、部下の面倒も親身に見てやるので人望も厚かった。ただし、無責任な人物や場当たり的な言いわけをしたり、約束を違《たが》えたりする者には非常に手厳しく、普段は穏やかな人物が荒々しく罵声を発することもあった。彼の信頼を一度損ねた者はもう二度と信用しようとせず、そうした態度は非常に徹底していた。

家庭では、よき父よき夫で二人の子どもにも恵まれ、波乱らしい波乱もなく過ごしていた。妻が唯一不満に思うことと言えば、夫が、他人が家の中に入ってくるのを極度に嫌がることだった。

セールスの訪問や電話があると途端に不機嫌になり、普段は穏やかで親切な夫が別人のように逆上し、「どこで、うちのことを調べたんだ?」と相手に詰問したり罵声を浴びせた。妻の知り合いであれ、家の中に入ると機嫌が悪かった。

妻があけっぴろげに家の中のことを友人に話したりすると「どうしてそんなことまで喋ってしまうのだ」と立腹した。彼は相手の言葉を悪意に受け取るところがあり、一緒に聞いていた妻のほうは何とも思わない言葉を「ひどい侮辱」だと感じて、あとで憤《いきどお》ることがよくあった。社交的な妻に対して夫のほうはやむにやまれぬこと以外、プライベートなつき合いをほとんどしていなかった。

U氏の人生を一つの危機が襲ったのは、五十の峠にさしかかったときだった。会社全体の業績が急激に落ち込み、連日のように会議が行われていた。彼が苦々しく感じたのは、景気のよかった頃は彼の仕事ぶりを認めていた常務や部長が、業績が落ちてくるとまるで彼のせいであるかのように、今までのやり方を貶《けな》し始めたことだった。彼にはそうした態度は、「さんざん調子よく働かせておきながら、都合が悪くなったらこっちのせいにする」信義にもとる行為に思え、「自分に責任を押しつけてすまそうとする」幹部に対して強い不信感を抱くようになった。

U氏は不眠とうつ状態のため医療機関を訪れたのである。

U氏のように妄想性パーソナリティ障害の人は、対人的な不信感から人づき合いを避け、引きこもることも少なくありません。妄想性パーソナリティ障害の人は「世間の目」を過剰に意識したり他人の評価に敏感で、自分を認めてくれる人がいれば非常に力を発揮できるのですが、否定されたり非難を受けると、迫害されているような思いつめた気持ちになりやすく、一層孤立を強めがちです。

妄想性パーソナリティ障害の人は些細な言葉を悪意に解釈して、「侮辱」や「辱《はずかし》め」と受け取り、執念深くそのことを覚えています。辱めに対する復讐が人生のテーマとなることもあります。

原因と背景

妄想性パーソナリティ障害の人の傷つきやすさや世間に対する過敏さは、多くは幼い頃のネガティブな体験に根ざしていることが多いのです。

成育歴を振り返ると、妄想性パーソナリティ障害の人はすぐに非難したり責めたりする親に育てられていることが多いと言われています。そうした親の態度は他のきょうだいにも影響を与え、みんなでアラ探しをし、責め合うような空気が家庭全体を支配しています。

そうした家庭で育つと、親や他のきょうだいの非難の矛先がいつ自分に向かうか、ビクビクした日々を過ごすなかで、非難されることに対して非常に敏感な傾向が作られていきます。また、いつ何時自分が貶《おとし》められるかわからないという安心感のなさは、警戒心が強く疑り深い性格を生み出しやすいのです。

さらには、非難したり責めたりする親に自分を同一化するようになります。その結果、その子自身も人に対して責めたり非難する態度を取るようになっていくのです。

実際、妄想性パーソナリティ障害の傾向を持つ人の家族に会ってみると、特に父親が同じような性格であるということはよく経験することです。自分の基準に少しでも合わないと頭ごなしに怒鳴りつけ、説教ばかりして本人の気持ちを汲み取らない。そういう状況で子どもは傷つきやすく、すぐ人を非難し、自分の過ちよりも人が自分を傷つけたことにばかりこだわるということになっているのです。

当然ながら、愛着も不安定で、他人の目や世間体を過度に気にする一方で、他人に打ち解けたり心を許すことができない恐れ・回避型や未解決型と呼ばれる愛着スタイルをもつことが多いようです。過敏で傷つきやすい遺伝的要因も少なからず影響していると考えられています。

対応とサポートのコツ

距離を保ち、中立であり続ける

このタイプの人に同僚、友人、援助者として第三者的に関わる場合、もっとも大事な点は不用意に親密になり過ぎたり、気持ちを入れ込み過ぎたりしないということです。冷静で中立的な対応が、長い目で見るともっとも安全で、しかも信頼を得ることができます。

親しくなり過ぎると過度に理想化し、過大な期待を膨らませ、独占しようとしたり自分の思いを押しつけてくるようになります。それを拒むと今度は裏切られたと思い、自分のものとしてどうにか支配、所有しようとねちっこくつきまとい、さらには攻撃や脅迫に走りかねません。

敵にも味方にもならない中立性を維持し続けることが大事です。あくまで第三者としての立場を外れないことです。このタイプの人は投影性同一視を起こしやすい傾向があります。あなたをよく思うのであれ悪く思うのであれ、過去に出会った重要な人物に対する感情を重ね合わせてしまうのです。誰でもそうしたときはありますが、このタイプの人ではその傾向がとても強いのです。

知らないうちに、あなたは、本人を抑圧していた父親や本人を見捨てた冷たい母親と同一視されています。あなたとの関係で父親や母親との関係が再現してしまうのです。あなたが正論を振り回し過ぎたり、逆に逃げ腰な態度で接したりすると本人の不信感が刺激されて、過去に本人を傷つけ、裏切った関係が蘇《よみがえ》ってくるのです。

そうならないためにも、誠実ではあるけれども、あくまで第三者として中立な態度で、親切も行き過ぎないように距離を保ちながら接することが大事なのです。

一貫した態度——決まり事と約束を大切に

このタイプの人は約束や決まり事に対してとてもこだわりが強い傾向があります。秩序を大切にするのです。その点、強迫性パーソナリティ障害（287頁参照）と似たところがあります。規則や法律に対する関心も高い人が多いと言えます。

人間自体が信じられないゆえに法や規則を重要視するとも解せます。約束したことや一貫性というものに敏感です。相手が口にした言葉を驚くほどよく覚えていて、前に言ったことと次に言ったことに矛盾があったりすれば、すぐそのことがひっかかります。状況で言い方が変わることもあるという柔軟な考え方は受け入れられず、どんな状況でも首尾一貫性を求めようとします。

したがって、このタイプの人と接する際には、約束や決め事をしたらそれをしっかり守ることが第一です。それをおろそかにする人間は信用されません。そして、首尾一貫した言動・態度を心がけることです。その意味でも不用意に甘い言葉をかけたり、懐柔しようとしてできもしない口約束をすることは絶対避けねばなりません。

家族が本人に向き合う場合も同じことが言えます。一貫して向き合い続けていると、次第に信頼関係を取り戻し、よい方向に変わるものです。

逆に、熱心になるかと思うと急に手を引いてしまうような気まぐれな対応をすると、ますますこじれてきます。また、二面性のある態度になっていることもよくあります。本人の前では機嫌を取ることを言い、陰では悪口を言っているような場合です。それを改めると本人も裏表のある態度を取らなくなります。

克服のために

妄想性パーソナリティ・スタイルとは

基本的に他人よりも自分を信頼しており、他人を当てにせずに自分のことは自分で決め、処理しようとします。他人を信用することには慎重で、自分の過去や内面的な悩みをみだりに他人に語ったり相談するのは好まないのですが、身内や信頼に値する相手に対しては、打ち明けたり相談することもでき、アドバイスや忠告にもある程度耳を貸すことができます。

人と近づきになることには用心深く、十分相手を値踏みしてから関わりを持とうとするので、親しくなるのに時間がかかります。けれども、いったん信頼関係ができると関係の維持を大切にしようとします。忠誠や誠実さをとても重んじます。

相手に期待し過ぎたり、理想を押しつけてしまうところもありますが、支配し過ぎないように自制することもできます。根拠もなく猜疑心にとらわれるような疑り深さはありません。慎重に行動するので、騙されたり利用されたり、損害を受けるということは稀です。

言葉の些細なニュアンスを読み取り、相手の心の動きを敏感に察知する能力に優れ、気配りするのが上手です。非難には敏感で傷つきやすいところがありますが、それを侮辱や攻撃と受け取って激しい怒りに駆られたり、気持ちが臆してしまうことはなく冷静に対処できます。感情的になったり攻撃的にならずに、自分の考えを冷静に主張し、弁明することにも長《た》けています。そのため法律的な仕事や政治的な仕事に適性がある人もいます。

正義感が人一倍強く、秩序や約束事を大事にする律儀な面を持ちます。そのため社会的な信用を得ることも多いのです。逆にいい加減な相手や不誠実な相手に対しては厳しい評価を下しがちです。しかし、憎しみや恨みにばかりとらわれずに、相手を許す寛大さも持ち合わせています。

パーソナリティ・スタイルを活かす

妄想性パーソナリティ・スタイルの人は慎重にことに当たり、軽はずみに行動したり、失言したりすることが少ないので、役人や公務に携わるのに適しています。正義感が強く、反骨精神も旺盛なので、法律家や政治家として成功するケースも多いと言えます。

気配り能力や人間のパワーダイナミクスを読み取り、操作する独特の勘を持っています。人事の仕事や管理職、経営者やその参謀役として優れた才覚を持つ人もいます。用心深く、最悪の事態を常に想定しながら行動するので、管理やメンテナンス関係の仕事にも向いていると言えるでしょう。失策が少ないので手堅く出世していくことも多いと言えます。

(8)回避性パーソナリティ障害

特徴と診断

傷つきと失敗を恐れる

回避性パーソナリティ障害は、傷つきと失敗を恐れるあまり、人と接触したり課題にチャレンジしたりすること自体を避けてしまうことを特徴とするパーソナリティ障害です。

どうせ自分は失敗してしまう、どうせ自分は人から嫌われてしまうという否定的な思い込みが強く、それなら最初から何もしないでいるのが一番安全で楽だと考えてしまうのです。

その結果、進学、就職、結婚という人生の大きな選択を避けたり、実力以下の損な選択をわざわざ選んだり、自分からチャンスを潰してしまいがちです。親密な関係になるのも避け、表面的で責任のない関係に終始しようとします。恥ずかしがり屋で失敗して恥をかくことを極度に恐れます。その恐れのためにすべてのチャレンジを諦めてしまうのです。

対人関係においても不安感や緊張が強く、いかにも自信がないというオドオドした人が多く、本来の魅力が生彩を欠いて見えてしまいます。運動したり、体を人前にさらしたりするのも苦手で、肉体関係を持つことにも自信がなく消極的です。

相手が好意を抱いてくれていても、自分はどうせ退屈で魅力のない人間なので、嫌われてしまうからと思い込み、身を引いてしまうのです。

DSM‐Ⅳの診断基準は次頁の通りです。七項目のうち四項目以上で該当することが診断の要件です。

ケース　自信欠乏症

二十代の青年は無気力に引きこもった状態が続いていた。自分に自信がなく些細

新しい活動にとりかかることに、異常なほど引っ込み思案である。

米国精神医学会「DSM-Ⅳ-TR 精神疾患の診断・統計マニュアル 新訂版」（髙橋三郎・大野裕・染矢俊幸訳、医学書院 2004）より

回避性パーソナリティ障害の診断基準

社会的制止、不全感、および否定的評価に対する過敏性の広範な様式で、成人期早期までに始まり、種々の状況で明らかになる。以下のうち４つ（またはそれ以上）によって示される。

(1) 批判、否認、または拒絶に対する恐怖のために、重要な対人接触のある職業的活動を避ける。

(2) 好かれていると確信できなければ、人と関係をもちたいと思わない。

(3) 恥をかかされること、またはばかにされることを恐れるために、親密な関係の中でも遠慮を示す。

(4) 社会的な状況では、批判されること、または拒絶されることに心がとらわれている。

(5) 不全感のために、新しい対人関係状況で制止が起こる。

(6) 自分は社会的に不適切である、人間として長所がない、または他の人より劣っていると思っている。

(7) 恥ずかしいことになるかもしれないという理由で、個人的な危険をおかすこと、または何か

なことを決めるのも、もしうまくいかなかったらどうしようと考えると、二の足を踏んでしまう。

小さい頃は活発でむしろ腕白な少年だった。技術職の父親は普段は無口だが、機嫌が悪いと急に怒鳴ったりする。薬剤師の母親は神経質で細かいことを口うるさく言うタイプ。

小学校三年のとき、些細な発言を新しい担任教師から強く咎《とが》められた。その一件からまた叱られるのではないかと不安を覚えるようになり、口数が減って陰気になった。小学五年のとき、いじめのターゲットにされ、よけい学校が苦痛になったが、親が怖くて仕方なく学校には通った。

成績は中の上。両親ともに強く大学進学を望み、高校はどうにか中ぐらいの進学校に入学。しかし、勉学にも意欲と自信を失い欠席がちとなる。結局退学し、以来引きこもった状態が続いている。

原因と背景

元来、消極的で不安や緊張の強い遺伝的要因も関与しますが、養育環境の影響も小さくありません。愛着スタイルとしては、回避型の人が多いですが、不安型の人もいます。小さい頃はとても活発で外向的だった人が、何かのきっかけで次第に自信の乏しい傷つくことに敏感な性格に変わるケースも少なくありません。

そうしたきっかけとしては、強く否定されたり、対人不安を深める体験が関係していることが多いと言えます。親や身近な大人、教師などからの強い叱責や人前で恥をかかせられるような体験が端緒となって、自分の行動に自信が持てなくなり、否定されたり、傷つけられることに極度に臆病になって、回避性パーソナリティになったケースにしばしば出会います。

典型的には、いじめられたり、友人からの拒否や孤立を味わったり、親からいつも否定的に扱われたりすることが回避性パーソナリティ障害の人の背景に見られやすいと言えます。

もう一つの典型的な背景は、親に支配されて、小さい頃から勉強などをやらされ続けたケースです。これまでさんざん頑張ったのでもう頑張りたくない、苦しい思いはしたくないという考えにとらわれて、努力を要することを避けてしまうのです。さらに挫折体験が加わると、頑張ることは苦しいだけで報われないという強い確信を生んでしまいます。

そうしたケースでは、まったく無気力で主体性を持たず、現実的な試みや努力からは完全に回避する一方で、思い通りになる親に対して依存します。さらには頑張らされたことへの恨みがましい思いや現状への不満も加わって、すべての非を親に責任転嫁し、攻撃的な態度や暴力に向かうことも少なくないと言えます。

昨今、回避性の人が増えていると言われますし、実際それを裏付ける調査結果もあります。絆が稀薄になり回避型愛着スタイルの人が増えていると同時に、情報通信媒体の発達で、フェイス・トゥ・フェイスの関わりが減り、画面やデジタル信号を介した関わりが増えていることも影響しているでしょう。また、少子化で、やらされすぎの子どもが増えていることも一因でしょう。

対応とサポートのコツ

できることから始める

回避性の人は現実の課題に向かっていく勇気をなくしているのですが、それにはいくつか不幸な理由があります。

一つは、しくじった体験が尾を引いていて、また失敗したらどうしようという不安がつきまとい、自信が持てないということです。その状況をさらに悪化させるもう一つの要因は、プライドや理想、周囲の期待や課せられた目標が高いままで、そのためよけい失敗することに臆病になってしまっているのです。

その状況を立て直すために、まず必要なことは、いったんプライドや理想、期待や目標から自由になるということです。高いプライド、高い期待をいったん引き下げるということです。

過去に栄光の時代があってもそのことは忘れて、何でもいいですから本人が興味や意欲を少しでも示すことを、本人の選択と意志でやることが大事です。本人が自分から何かをやりたいと言うまで、先に言い出し過ぎないほうがよいのです。

善意で勧めても、本人はまたやらされると警戒し、かえって自主的な関心を失ってしまいます。自分のペースでやれるという安心感がまず必要です。周囲の期待が過重になるとかえってまずいのです。周囲があれこれ気を回し過ぎてお膳立てをしていると、かえっていつまでも物事が動き出さないことが多いのです。

本人のことは本人にまかせて、周囲の者は自分のことを一生懸命するほうがよい結果につながりやすいのです。もちろん、本人からアドバイスや援助を求めてくれば力を貸すことが必要ですが、その場合も本人を追い越さないようにすることが大事です。

本人を追い越してしまうと、また期待を押しつけられるというしんどさが強まってきて、本人は逃げ出したくなってしまいます。

本人がようやく自分から言い出したことが、親や周囲の期待とはまったく違うという場合もよくあります。そういう場合に周囲が誘導したり説得したりして、周囲の期待する方向に導こうとすると、本人の変化が止まってしまいます。

本人の意志をどれだけ尊重できるかが勝負の分かれ目です。そんなつまらないこと、そんな役にも立たないことをと、せっかく本人が示した意思表示を否定したり、嘲笑するような態度を取ってしまうとすべては水の泡です。

周囲から見たらどんなにつまらないことであれ、本人が取り組もうという関心と意欲を持ったことをやることが、次の展開のきっかけとなるのです。大きな危険や多額の費用がかかることは別として、本人が自分からしようということ、本人ができることから始めるのが一番なのです。

上手に背中を押してくれる存在を求めている

回避性の人は現実にぶつかっていくことを恐れつつ、しかし心の中では現実的な課題に向かっていきたいと思っています。自分の力だけでは向かっていく勇気や自信がないのですが、誰かの助けや励ましがあれば乗り越えていけるのではないかとも思ったりします。無理強いではなく、ほどよく自分を励まし、勇気を与えてくれる存在を求めているのです。

親や家族も本人を追い越さないように気をつけて、控えめに励ますようにすれば、そういう存在になることができます。しかし、現実にありがちなのは周囲の思い入れのほうが強過ぎて、本人を踏みつぶして暴走してしまうということです。

上手に背中を押す存在になるためには、自分の子どもや家族という思いをいったん離れて、第三者のような距離で、本人を見てあげる必要があります。

そういう意味でも、中立的な第三者である、よき援助者の助けを借りることは意味があると言えます。

小さな成功体験から回復は始まる

自分がやろうと決めたことに取り組み始めると、少しずつ変化が起こり始めます。

些細なことであれ、そこで達成感や成功体験を味わうと、本人が失っていた自信が少しずつ戻り始めるのです。

どんなに小さなことでもいいのです。自分にもできることがある、自分も認めてもらえることがあることを、身をもって体験することが何よりも大切なのです。

克服のために

回避性パーソナリティ・スタイルとは

なじんだ習慣やいつも通りの繰り返しに安心を覚え、新しいことを自分から進んでしようとはしませんが、必要なときにはそれほど不安がらずに新しい試みに挑戦することもできます。

家族や少数の友人を大切にする家庭的な人です。他人が自分のことをどう思っているのかを気にして、やや敏感なところがありますが、人との接触を避けたり、親しい関係になるのを恐れることはありません。好意を感じる人がいても自分から行動を起こすことには慎重ですが、これはというときには意外に大胆で、勇気を持って行動することができます。

振る舞いや言動は控えめで自己抑制的ですが、必要なことは人前でも発言します。目立ったり、注目をひく立場や責任の重い役柄を自分から進んで引き受けようとはしませんが、やらなければならないときにはそれなりにやりこなします。地道に仕事や家事をこなし、余技や趣味を楽しみます。

生々しい人間関係でなく、物、数字、自然、小さな子ども、動物などを扱う仕事を好みます。

迷ったときは、やってみる

回避性の人はとにかく自信のなさと失敗の不安にとらわれて、身動きが取れなくなっています。

何か誘われても、何かやりたいと思っても、うまくいかなかったらどうしようと思って、二の足を踏んでしまうのです。しかし、勇気を出してやったとき、やってよかったと思います。やっているうちに失敗の恐れや不安というものは消えていくものです。

失敗したってたいしたことではないということが、体験としてわかってくるのです。やろうかやるまいかと迷ったときは、とにかくやってみることです。騙されたと思ってやってみるのです。

きっと、やったことを後悔するよりも、やってよかったと思うことのほうが多いはずです。

傷つくことを恐れるな

うまくいく経験ばかりを求めないことです。失敗する経験は成功する経験よりもっと大切なものでもあるのです。失敗したらまた挑戦すればいいや、と思って気楽に試してください。案外、うまくやれてしまうものです。

せっかくチャンスがノックしてくれているのに、ドアを開ける勇気がないということは多いものです。でも、それはとてももったいないことです。チャンスがノックしてくれたら、思い切ってドアを開けてみてください。自分に合わなかったら、それから断ればいいのです。何も恐れる必要はありません。

(9)依存性パーソナリティ障害

特徴と診断

依存性パーソナリティ障害は、自己の無力感と他者への依存を特徴とするパーソナリティ障害で、自分一人では無力で生きていけないので人に頼らなければならないという思い込みのもとに自分を低め、不当なまでの自己犠牲を捧げてまで相手に合わせようとします。

ことに重要な意志決定の場面では決断することができず、他人に頼ろうとするのです。また、依存性パーソナリティ障害の人は愛想や人当たりがよく、サービス精神が旺盛です。従順で、とても「よい子」「いい人」として振る舞い、よく気がつき、相手の機嫌に敏感です。

(6) 自分の面倒をみることができないという誇張された恐怖のために、1人になると不安、または無力感を感じる。

(7) 1つの親密な関係が終わったときに、自分を世話し支えてくれる基になる別の関係を必死で求める。

(8) 自分1人が残されて、自分で自分の面倒をみることになるという恐怖に、非現実的なまでにとらわれている。

米国精神医学会「DSM-Ⅳ-TR 精神疾患の診断・統計マニュアル 新訂版」(髙橋三郎・大野裕・染矢俊幸訳、医学書院 2004)より

依存性パーソナリティ障害の診断基準

面倒をみてもらいたいという広範で過剰な欲求があり、そのために従属的でしがみつく行動をとり、分離に対する不安を感じる。成人期早期までに始まり、種々の状況で明らかになる。以下のうち5つ（またはそれ以上）によって示される。

(1) 日常のことを決めるにも、他の人達からのありあまるほどの助言と保証がなければできない。

(2) 自分の生活のほとんどの主要な領域で、他人に責任をとってもらうことを必要とする。

(3) 支持または是認を失うことを恐れるために、他人の意見に反対を表明することが困難である。

＊注：懲罰に対する現実的な恐怖は含めないこと

(4) 自分自身の考えで計画を始めたり、または物事を行うことが困難である（動機または気力が欠如しているというより、むしろ判断または能力に自信がないためである）。

(5) 他人からの愛育および支持を得るために、不快なことまで自分から進んでするほどやりすぎてしまう。

依存性パーソナリティ障害には、受動的なタイプと能動的なタイプとがあります。前者は「赤ん坊型」「ペット型」ともいうもので、赤ん坊やペットのように自立心や生活力がなく、相手の顔色をうかがいながら上手に甘えて世話や保護を受けています。ときに主人が横暴な真似をしても、ただ耐えるしかないと思っています。一方で暴力をふるわれたり、性的、経済的搾取を受けている場合も、相手にすがりつくしかないと思い込んでいるのです。

後者の能動的なタイプは「献身型」と呼ぶべきもので、もっと活動的で自立能力や生活力もあります。しかし、自分一人では不安で生きていけないという思い込みに縛られ、ろくでもない亭主やアウトローなヒモに報われない献身をしているのです。新興宗教やカルト集団に、働いた稼ぎをほとんどすべて献金し続けていることもあります。

ケース1　献身的な妻

四十代の女性で看護師の資格を持つ。夫はアルコール依存症で、もう十年以上も仕事をしていない。息子も大学を中退後、引きこもって暮らしている。彼女だけが一人で働き、一家の家計を支えている。夫が酒をやめないといけないことはわかっているが、酒を与えないと暴れたり泣き言を言うので、つい買い与えてしまう。息子は父親に治療を受けさせるべきだと言うが、妻のほうは精神病院に入院させるのは可哀想だと踏ん切りがつかない。自分さえ頑張ればどうにかなっているし、夫にあとで恨まれるのもいやだと思う。家にこもっている息子に対しても働くように迫ることはない。

職場では親切で優しい看護師として評判がよい。ただ、何でも「はい、はい」としたがい過ぎて、割の合わないことを押しつけられる嫌いはある。同僚から勤務交替を頼まれたりすると、本当は都合が悪いのに無理をして替わってあげたりする。セールスマンから電話がかかってくると、つい断れずに応じてあとで後悔することもある。

彼女は二人きょうだいの上で弟がいる。父親は労災で足をケガしてから酒浸りの生活で、酒を飲んでは説教を始める人だった。些細なことから父親に暴力をふるわれたこともあったが、そんなときも、母親は本人をかばわずに父親の機嫌を損ねるのを恐れて、父親に謝るように言った。母親は陰でいつも愚痴をこぼし、彼女はその聞き役でもあった。

ケース 2　決められない

二十代の女性。箱入り娘で愛情深い両親に大切に育てられた。もともと自分で物事を決めるのが苦手なところがあったが、成人してもその傾向が強まるばかりで、洋服選びから彼氏を選ぶのまで、いちいち母親らの意見を聞いてからでないと決められない。たいてい母親の言う通りにすることが多い。自分の考えが別にあっても次第に不安になって、最後には母親の言う通りにする。

結婚を前提に彼氏と交際し始めてからも、自分が本当に相手と一緒になりたいのかどうかわからない。いろいろ条件を考えると苦労が目に見えているようで二の足を踏んでしまう。しかし、別れる決心もつかず、ずるずるつき合っている。

原因と背景

依存性パーソナリティ障害は、常に親に支配されて育った人に多いものです。親の側に、いつまでも「よい子」として自分の膝元においておきたいという願望が強く、子どもが親離れしていくことに対して不安を持っています。親に背いて自立を図る行動は拒否され、親に服従するときだけ「よい子」だと認めてもらえるという状況で育っていることが典型とされます。

　また、生来、虚弱であったり、不活発であったり、臆病で引っ込み思案であったりして、それをかばおうとして親が過保護になり、親に対する依存を一層強めてしまう状況もよくみられます。

　自立を促す時期になっても保護し続け、本人がやるべきことも保護者が代わりにやり続けた結果、自立能力が身につかないのです。また、親が病弱だったり、アルコール依存症や精神的に不安定だったりして、親の状態や気分にふり回され、顔色や機嫌をうかがいながら育った人にも多いタイプです。

　愛着スタイルとしては、不安型の人が多くを占め、相手の顔色に過敏で、人にどう思われるか、嫌われないかを過度に気にします。

対処と克服

　依存性パーソナリティ障害をパーソナリティ・スタイルに修正していくためには、

何が大切か考えながら、どう関わり、どう克服していけばよいのかを見ていきましょう。

まずは、改善の目標となる依存性パーソナリティ・スタイルがどういうものであるかを見ていきましょう。

依存性パーソナリティ・スタイルとは

重要な決定に際しては周囲に意見や助言を求めますが、最終的には自分で決断できます。大切な人に対して好ましく振る舞うことができ、良好な関係を保てます。ただし、相手の顔色を見過ぎたり、自分の本心や真実を曲げてまで相手に合わせようとはしません。相手を傷つけないように配慮しつつも、必要ならば、「いいえ」「違います」と言うことができます。批判的なことを言われても臆することなく、そうではないと反論します。不当なことに対しては怒ることもできます。

権威ある存在のもとで、その一員として活動することを好みますが、そこから離れて自分自身の仕事や課題に取り組む部分も持っています。組織や他人のために使う時間のほうがやや多いのですが、自分のために使う時間も大切にしています。

周囲の者のことをよく考え、上手に相手を喜ばせます。ときには自分が我慢して大切な人や組織のために尽くしますが、相手に好かれようと自ら卑下し過ぎたり、不愉快なことを進んですることはありません。

何人かと一緒のほうが楽しいのですが、一緒の人がいなければいないで一人で過ごすこともできます。家族であれ、恋人であれ、友達であれ、関係を大切にし、それが何かを持続的にやり遂げる原動力となっています。

失敗してもいいから、自分で決める

依存性パーソナリティ障害は、支配的な親の言いなりになって育った人や、過保護な親に世話をされて育った人に多いのですが、いずれの場合も自分で何かを選んだり、決定するということをさせてもらわなかったことが多いのです。すべて親が代わりに決めてしまっていたので、自分で選び、決定する力が身についていないのです。

自分で何か決めようとするととても不安になり、うまくいかなかったらどうしようと思ってしまいます。それは小さい頃、何かを自分で決めようとしたら、親から「そんなのじゃダメダメ」と否定されたり、笑われてしまって自信を失った名残とも言えます。

今からでも遅くありません。たとえ最初はうまくいかなくても、自分で選び、自分で決める練習をしてください。人の意見や顔色ではなく、自分が本当に何を望んでいるかを大切にするのです。

そう言うと、「自分で何が好きかわからない」、「自分が何を望んでいるかわからない」と答える人が少なくありません。それも、長年、人が望むものに自分を合わせてきた結果だと言えます。

自分の好みや望みというものも、自分で選び自分で決める経験を積まないと、あいまいなものとなってしまうのです。好みというのは最初のうちはほんのわずかな違いです。迷うのも当然ですが、自分の感性と本能を信じてこれだと決めてしまうのです。完璧に理想的なものでなくても、自分が選ぶということに意味があるのです。

いったん選んだら、それが運命だと思ってその選択を大切にしてください。そうする経験を積むことで、自分の運命を自分の意志と眼力で選び取れるようになるのです。人に任せていたら、いつまでたってもその人自身の人生にはなりません。

このタイプの人と接する場合、親切にアドバイスをしてあげるのは本当のアドバイスではありません。自分で決めてみなさい、とアドバイスすることが一番必要なのです。

もしその人が自分で何かを選んだら、それがあなたの気にいらないものでも、その選択を尊重してください。いいところをほめてあげてください。それで自信を得て、自分の力で模索し始めると、そのうち選ぶことも上達するのです。

よい子、いい人ではなく、本音が言える関係

依存性パーソナリティ障害の人は相手から嫌われたり否定されることに過度に敏感で、そういう素振りを感じるだけで自分を卑下してまで相手にへつらい、機嫌を取り見捨てられまいとします。相手の顔色ばかりをうかがうようになってしまうのです。その結果、相手の前では、「よい子」「いい人」「イエスマン」を演じるようになります。


実は、こうした関係の原点は親子関係にあるのです。子どもが親の顔色をうかがい、ビクビクしながら親に合わせて「よい子」を演じるうちに、誰に対しても顔色を見てしまい、過度に従順に振る舞ってしまうパーソナリティになってしまうのです。

しかし、そうした生き方は無理を強います。本音が言えないことで、次第に不満や

恨みの気持ちが溜まってしまいやすいのです。そうした歪《ゆが》みは、体や心の健康を蝕んだり、子育てにしわ寄せがきたり、アルコールや薬物、また危険な恋愛に逃げ場を求めたりしがちなのです。

そうした状態から本当に回復するためには、その症状の部分だけを治そうとしてもうまくいきません。むしろ根本にある本音を我慢している点を変えていかなければならないのです。

典型的なのは、ワンマンで横暴な夫につかえる女性に見られるものです。こうした女性は夫に逆らえずに、夫の逆鱗《げきりん》に触れないようにひたすら自分を抑えて暮らしています。その結果、心身症やうつになりやすいのです。また、さまざまな耽溺《たんでき》行為でストレスを解消しようとすることもあります。

それだけではなく、子どもにも影響が及びます。母親は父親の機嫌が悪くなるからと子どもにも服従を強い、子どもまで縛ってしまうこともあります。我慢し続けた子どもはある年齢に達すると、急にさまざまな問題を引き起こすのです。

こうした悲劇を防ぐためにも上辺の平穏ばかりではなく、本音でつながることを大切にする必要があります。たとえぶつかっても本音を言い合える関係を日頃から作っておければ、少々の波風にも耐えられる人間になるのです。

このタイプの人が、「いいや」「違う」と言えたら、逆らって憎たらしいとは思わずに、本音の関係になろうとしていると思って拍手を送ってください。

怒ったっていい

不当なことをされたときや許せないと思ったことに対して怒れるようになると、ガラッと状態がよくなってくることが多いのです。人の顔色ばかり見て不承不承ながらも本心は言えずに合わせていたのが、はっきりと「いい加減にして」「どういうつもりですか」と怒りの声をあげることで、その人を縛っていた鎖のようなものが断ち切れるのです。

そこまで至るのには通常ある程度長い時間がかかります。徐々に縛りが緩み、その人のなかに自分の本心を取り戻そうとする動きが高まってきていることが必要です。そして、ある瞬間、それが弾けるのです。依存性の人がこれまでの自分から脱皮するとき、しばしば怒りを爆発させるということが起こります。それをきっかけとしていい方向に向かうということをよく経験します。

「怒ったっていいんだって、気づきました」と自分から報告する人もいます。「顔色を見て遠慮ばかりしていたけど、そこまで自分を抑えなくてもいいと思って。それで怒ってみたら、別にどうということもない。むしろ怒ったことで、相手にも本心から優しくなれることに気づいた」と語った人もいます。

内心ではいやだと思っても、上辺だけで合わせてニコニコいい顔をしていると、本音の部分に怒りが鬱積《うっせき》してきます。そうなると相手のことを心のどこかで憎んだり疎《うと》ましく思ってしまうのです。

心に陰日向の二面性が生じてしまうのです。しかし、言いたいことが言えるようになると、風通しがよくなって、もっと対等で気楽な関係が築けるのです。それは本当の意味で自分も相手も大切にできる関係です。顔色を見ているばかりの関係は相手のことを考えているようで、実は相手も自分も損なう関係なのです。

このタイプの人は、人に奉仕する仕事で持ち味を活かすことがよくあります。仕事で献身的な欲求を満たすと同時に、職業という枠組みを与えられることで、ほどよい歯止めがかかりやすくなるのです。

⑽強迫性パーソナリティ障害

特徴と診断

強迫性パーソナリティ障害は、秩序や一定の流儀へのこだわりが強過ぎるために、それを完璧にやり遂げようとして、かえって支障をきたすものです。生真面目で責任感が強く、潔癖過ぎるために自分や周囲が不必要なまでに苦しんでしまいます。

これとは別に強迫性障害というものがあります。しないでいいとわかっていることを、しないと気が済まなかったり（強迫行為）、考えないでいいとわかっていることを考えてしまう（強迫観念）のを特徴とする疾患です。

汚れてもいないのに何度も何度も手を洗わないといられなかったり、鍵を何度も確認したり、何か危険なことをしてしまうという考えに無闇《むやみ》にとらわれたりといった症

(6) 他人が自分のやるやり方どおりに従わない限り、仕事を任せることができない、または一緒に仕事をすることができない。

(7) 自分のためにも他人のためにも、けちなお金の使い方をする。お金は将来の破局に備えて貯えておくべきものと思っている。

(8) 堅苦しさと頑固さを示す。

米国精神医学会「DSM-IV-TR 精神疾患の診断・統計マニュアル 新訂版」(高橋三郎・大野裕・染矢俊幸訳、医学書院 2004) より

強迫性パーソナリティ障害の診断基準

秩序、完全主義、精神および対人関係の統一性にとらわれ、柔軟性、開放性、効率性が犠牲にされる広範な様式で、成人期早期までに始まり、種々の状況で明らかになる。以下のうち４つ（またはそれ以上）によって示される。

(1) 活動の主要点が見失われるまでに、細目、規則、一覧表、順序、構成、または予定表にとらわれる。

(2) 課題の達成を妨げるような完全主義を示す（例：自分自身の過度に厳密な基準が満たされないという理由で、１つの計画を完成させることができない）。

(3) 娯楽や友人関係を犠牲にしてまで仕事と生産性に過剰にのめり込む（明白な経済的必要性では説明されない）。

(4) 道徳、倫理、または価値観についての事柄に、過度に誠実で良心的かつ融通がきかない（文化的または宗教的同一化では説明されない）。

(5) 感傷的な意味のない物の場合でも、使い古した、または価値のない物を捨てることができない。

状です。

強迫性パーソナリティ障害と強迫性障害は合併することはありますが、基本的には別のものです。強迫性パーソナリティ障害の人のこだわりは、特定の行為や観念に関するものではなく、もっと大きな生活や行動のスタイルや価値観に関するものです。人はルールを守って正しく生きないといけないとか、仕事はミスなく責任を持って果たさなければならないとか、物やお金を節約し大切にしなければならないとかいった規範意識、義務感がとても強く、それに過度に縛られてしまうのです。つまり、強迫性パーソナリティ障害の人は、ある意味とても真面目で善良な人だと言えるでしょう。

ただ、その度が過ぎて周囲とうまく折り合えなかったり、摩擦を生じやすくなるのです。なぜなら、彼の基準からすると周囲の人はあまりにも杜撰《ずさん》でいい加減に見えてしまうからです。

つい自分の基準を相手や周囲にも押しつけてしまうということになります。このタイプの人の部下や子どもはかなり窮屈な思いをします。型にはめられたように感じてその人が煙たい存在になってしまうのです。その人の基準についていけないと途中から反発したり、それができない場合は上辺だけはしたがうものの、主体的な意欲や、やる気をなくしてしまい、無気力で投げやりになってしまいやすいのです。

ＤＳＭ－Ⅳでの診断基準（ＤＳＭ－５でも同じ）は288－289頁の表の通りです。強迫性パーソナリティ障害で見られやすい状態について、もう少し具体的に見ていきましょう。

楽しむよりも、「予定通り」を優先

強迫性パーソナリティ障害の人は、計画、予定、慣例、規則、しきたりといった決められた手順や、やり方に強いこだわりを持ちます。細々《こまごま》としたことまで予定通り、規則通りにやらないと気持ちが悪く、定められた通りに物事が行われているかどうかということにばかり注意関心が集中し、実際目の前で起きていることはちっとも楽しめないということになりがちです。

旅行に行ってもスケジュール通りにこなすことに必死で、のんびりと楽しむということができません。

慣例にこだわるあまり中身よりも儀式を優先し、過度に格式張ってしまったり、馬鹿丁寧になり過ぎることも多いと言えます。規則も杓子定規に守ろうとするあまり、融通が利かないと見られがちです。

全体より細部が気になる

強迫性パーソナリティ障害の人が陥りやすい落とし穴の一つは、細かいところにこだわり過ぎて完璧にしようとするあまり、全体のことを忘れてしまうことです。試験勉強をするのに試験範囲の初めから完璧に勉強し過ぎて、半分しか終わらなかったという経験をした方がいらっしゃると思いますが、このタイプの人では起こりやすいことです。一部にこだわり過ぎて全体がおろそかになってしまうのです。全体のことを考えながら細かいところはほどほどのところで切りをつけるということができないのです。

つまり、強迫性パーソナリティ障害の人は適当に手を抜いたり、タイムリミットに合わせて要領よくやるということが苦手です。そのため同じ仕事をやっても人より丁寧な分、時間やエネルギーがかかってしまいます。知らず知らずに過重労働になってしまいやすいと言えます。

うつ病、心身症、過労死の危険性も、このタイプの人では高いのです。

自分で抱え込み過ぎる

強迫性パーソナリティ障害の人が陥りやすい落とし穴のもう一つは、義務感、責任感が強過ぎるあまり、人に迷惑や負担をかけまいとして、人に頼ることを遠慮したり、過度に無理をしてしまったりしやすいことです。その結果、もっと傷口を広げてしまったり、悲惨な状況にまで追いつめられてしまうこともあります。

ケース　律儀さが裏目に

Ｎ氏は大手の企業に勤める仕事熱心なサラリーマンで、ギャンブルや深酒もせず、精勤に励んできた。給料も残業代を含めると平均よりかなり多かったが、Ｎ氏には妻にも家族にもずっと内緒にしていたことがあった。

実はＮ氏は結婚前に二百万円ほどの借金が消費者金融にあったのである。それは実家の親が倒れたときに、どうしてもお金が必要で数十万円を借りて援助したのだが、借金は減るどころか徐々に増えてしまっていた。責任感の強いＮ氏は実家が困っていると言えば黙って見ていることができず、無理をしてでもお金を用立てた。返済も自分で何とかするしかないと思い、妻にも内緒で給与から返済を続けていた。

十数年の間に返済した金額は数千万円に上ったが、借金は減るどころか一千万円近くにも増えていた。妻に心配をかけてはいけないとひたすら隠して、退職金さえ前借りして返済を続けた結果、傷口はどんどん大きくなってしまったのである。

このタイプの人は人に迷惑をかけてはいけない、自分で何とかしなければならないと思うあまり、すべてを自分一人で抱え込み過ぎてしまうのです。

その結果、自分をどんどん辛い状況に追いつめてしまいやすいのです。自分より周囲の都合を考えてしまい、自分の義務に潰されてしまうということになりかねないのです。

捨てられない

抱え込み過ぎることと関係がありますが、強迫性パーソナリティ障害の人は捨てるのが苦手です。要らないとわかっているものでも、何かに役に立つかもしれないとか、せっかく手元にあるものを捨てなくてもいいと考えて、つい何でも取っておくのです。その結果、使いもしないものがどんどん溜まってしまいます。これは対人関係でも言えることです。義務感が強く、自分には何のメリットもない人の面倒を律儀に見たり、関係を断ち切ることを躊躇したりします。慣れ親しんだ組織や家、土地といったものにも強い愛着を覚え、そこを離れることは身を裂かれるように苦痛に感じます。

こうした執着の強さのために強迫性の人は慣れ親しんだものを失ったとき、強い対象喪失を味わいやすいのです。そのためうつになりやすい傾向があります。

原因と背景

固執性の強い遺伝的要因とともに、厳しい躾や、生真面目すぎたり、義務感に縛られた養育環境による部分も少なくないと考えられます。しかし、そうした特性は、勤勉さや責任感、倫理観といったプラスの特性とも結びついており、決して悪い面ばかりがあるわけではありません。度が過ぎると、自分だけでなく、周囲を苦しめてしまうということです。自閉症スペクトラムがベースにある場合もあります。

対応とサポートのコツ

本人のこだわりを尊重する

強迫性パーソナリティの人とスムーズな関係を保つためには、本人のやり方やこだわりを尊重することが必要です。その部分を否定すると強い不信、不安、怒りを生じさせることになります。

回りくどく要領が悪いと思っても、本人のやり方でやってもらうのが、結局一番近道ということになるのです。

アドバイスをする場合も、本人のやり方やこだわりを決して否定してはいけません。「それもいいけど、こういうふうにやると、なかなかいいよ」という具合に、もう一つのオプションとして提示すると案外受け入れてもらえます。

たとえその通りにしなくても、自分でそう決めたのなら、それでいいよと譲るのが良策です。逆に無理強いしようとすると、このタイプの人は意地でも受け入れなくなってしまいます。

不毛な摩擦や諍《いさか》いを避けるためにも、常に本人のこだわりに敬意を払いながら、正面からぶつかるのではなく、横に並んで知恵を貸すような関わり方が信頼感を高めます。

切り替えるきっかけを与える

強迫性の人はいったんスイッチが入ると、一つのことをやり続ける傾向があります。休むことを知らず、疲れ果てるまでとことん頑張り続けてしまうのです。自分で切り替えるということが苦手です。その結果、心身症やうつ病にもかかりやすいのです。すり切れてしまうことを防いで持続的に力を発揮させるためにも、本人がのめり込み続けず気分を切り替えるようにアドバイスしたり、そのきっかけを与えると、よいペースメーカーになることができます。

お茶や散歩、運動、外出、食事、旅行に誘ったり、美術や音楽、講演、園芸や習い事など、普段の仕事や生活とは違う体験を奨めたりすることも、頭を切り換えさせる上で役に立ちます。

最初のうちはわずらわしがり、抵抗するでしょうが、実際にやり出すとその効用がわかって、誘ってくれたことを感謝するはずです。ただし、このタイプの人は余暇の活動にものめり込む傾向があるので、ほどよく楽しむように、さりげなくアドバイスしてあげる必要があります。

克服のために

強迫性パーソナリティ・スタイルとは

仕事や課題をミスしないように、また欠陥なくやり遂げようとします。小さな箇所にも配慮が行き届きますが、細部にこだわるあまり肝心な全体を犠牲にすることはありません。完璧を望みますが、時間配分やタイムリミットのなかで妥協しながら仕事をすることもできます。

自分のやり方を大事にしますが、それ以外のやり方もある程度受け入れることができます。何もかも自分でやらないと気が済まないということはなく、他人のスタイルを尊重しながら、口出しし過ぎずにともに仕事をこなしたり、任せることもできます。道徳的で正義感が強く、正しく生きることに強い信念を持っています。ただ、あまり杓子定規的な道徳観や価値観に縛られ過ぎて、それを周囲の者にまで一律に押しつけたりはしません。厳正さと同時に相手や状況に応じて寛大さや柔軟さも発揮できます。

仕事熱心な努力家ですが、家庭や友人、プライベートを犠牲にし過ぎることはなく、親しい者と楽しんだり、のんびりすることも大切にします。おしゃべりや冗談やユーモアを楽しむこともできます。何かを決めるのにはその結果どうなるのかをよく考えて慎重に決定を下しますが、優柔不断に決断を避けたり、先延ばしを繰り返すということはありません。

節約家で締まり屋の傾向はあるものの、過度に吝嗇《りんしょく》になって貯め込むことにばかり没頭したり、細かくなり過ぎることはなく、ほどよく散財したり、気前よくお金を使うこともできます。自分にとって大切なものは捨てずに保管しておきますが、何でもかんでも捨てられないで溜め込むということはありません。

正確さや確実さ、責任感や信頼を求められる仕事で本領を発揮します。

もっと自由に、もっと身軽になる

強迫性パーソナリティ障害を克服するためには、自分を縛っている固定観念から自由になる必要があります。そうでなければならないと固く信じていることも、本当はそれほど重大なことではないのです。

一度、絶対自分がしなければならないと思っていることを休んだり、やめてみてください。自分がしなくても、たいていのことは何とかなるということがわかるでしょう。自分で何もかも片づけようと思わずに、人にやってもらったり協力を求めてみてください。

こうでなければならないという人生などありはしません。人は自由なのです。固定観念に縛られずにもっと身軽になっていいのです。人間はちっぽけで有限の存在です。一人の人間にできることなど、たかが知れています。担ぎきれない重荷はみんなで担げばいいのです。

あなたばかりが義務に縛られたり、責任を負う必要はないのです。もう無理だと思ったときは「こんなもの」と投げ捨ててください。案外、自分が背負うしかないと思っていたものが、あなたが背負うのをやめた途端に、勝手に歩き出したりするものです。

自分の基準を押しつけない

強迫性の人が周囲から煙たがられ疎《うと》まれる最大の要因は、自分の基準や価値観を絶対のもののように思い込み、それを周囲に押しつけてしまうことです。ことに注意すべきは子育てにおいてです。

あなたは自分が試行錯誤しながら人生で学んだことを子どもに教えたいと思うでしょう。子どもが苦労しないでいいように、あなたが手に入れた黄金の結論を教えたいと望むでしょう。そして、子どもにその通りにしてもらいたいと思うでしょう。

しかし、あなたが自分の人生でそれを会得したとしても、それはあなたにとっての真実でしかないのです。他の人にとっては、また他の生き方が真実かもしれないのです。

いずれはあなたと同じ結論にたどりついたとしても、試行錯誤し、自分の手で選ぶことが自分の人生を生きるということなのです。自分の基準や理想を押しつけないように用心してください。そうすれば、あなたは我が子だけでなく誰からも、尊敬と愛情を受け取ることができるでしょう。

第3編　パーソナリティ障害の治療と克服

(1) 治療は可能なのか

複数の治療法が必要

よく質問されるのは、「パーソナリティ障害は治るのか」ということです。「精神病質」という診断が使われていた頃は、治療は困難だと信じられていました。しかし、パーソナリティ障害の治療的試みが発展するなかで、かなりのケースが改善することがわかってきました。

ストーンは、治療への親和性や改善の可能性について、三つのカテゴリーに分けました。

①もっとも高い治療親和性を持つグループ

依存性、演技性、強迫性、回避性

②中程度の治療親和性を持つグループ
自己愛性、境界性、失調型（スキゾタイパル）
③もっとも低い治療親和性を持つグループ
妄想性、シゾイド、反社会性

このストーンの分類は必ずしも妥当性を持つとは言えませんが、一つの目安にはなるでしょう。ただし、もっとも治療が困難とされる妄想性や反社会性でも改善するケースがあります。

パーソナリティ障害の治療では多くの精神障害の治療と同じように、より治療が困難なケースほど複数の治療法を組み合わせて行うことが必要になります。カウンセリングだけとか、薬物療法だけとか、グループ療法だけというのでは十分な効果が得られにくいのです。多面的かつ総合的な治療を行うことで、ようやく改善が見られるということが多いのです。

(2)上手に治療を受けるには

医療側にもまだ拒否感が少なくない

パーソナリティ障害の場合には、ほかの疾患と違って、いきなり「パーソナリティ障害を治療しましょう、治しましょう」ということにはならないのが普通です。逆に言うと、患者さんやご家族が、これはパーソナリティ障害に違いないと気づいて医療機関を受診し、「パーソナリティ障害だと思うのですが、どうしたらいいでしょうか」と訴えても、あまり真剣に取り合ってもらえないか、「性格的なものの治療は難しいので、ほかを当たってください」と体よく断られるかもしれません。

精神科医自体に、まだパーソナリティ障害に対する拒否感が少なくないのです。パーソナリティ障害の治療にまったく不馴れな医者もいます。また、パーソナリティ障害の治療には時間とエネルギーばかりかかって、コストに見合わないという実利的な事情もあります。それを、いきなり治してほしいと持ち込まれると、引いてしまうことになりかねないのです。

したがって、パーソナリティ障害と自己診断している場合でも、あまりそれを振りかざさないほうが賢明でしょう。

通常医者は、表面に出ている症状に対してだけ対処しようとします。眠れない、気分が落ち込んでいる、不安でたまらない、イライラする、悪く勘ぐってしまうといった症状に絞って対症療法を施そうとします。そのほうが時間もエネルギーも節約できるからです。

しかし、もう少し深い部分まで治療しようとする医者は、水面下の部分にも徐々に視線を注いでいきます。ある意味、その治療者が、どういう視線の注ぎ方をしているかを観察することも一法です。

通常、よい治療者では、目の前の症状に対する関心と水面下の問題に対する関心が、ほどよくバランスを取っているものです。その割合は、状況に応じて巧みに変わっていきます。症状しか問題にしないのも、水面下の問題ばかり根掘り葉掘りし過ぎるのも、どちらもバランスがよいとは言えません。前者の場合には、あるところから治療が進みませんし、後者の場合には、かえって混乱する危険もあります。

また、よい治療者というのは、万人にとってよい治療者というわけではありません。その人によって、よい治療者というのはそれぞれ違うものです。地位や肩書きはあまり当てになりません。その人にとってよい治療者に出会うことが大切なのは言うまでもありません。

その場合、もっとも肝心な目安となるのは、本人があまり嫌がらずに続けられることです。治療者との関係も一つの出会いです。出会いを大切にしつつ、あまりに信頼がおけないと感じられたり本人がなじめない場合は、治療者を替えてみるのも必要な選択です。

医療機関の探し方

成人のパーソナリティ障害の専門外来や専門病棟というのは皆無に近く、精神科や心療内科のクリニック、病院で、それぞれの医者が抱えられる範囲で関わっているというのが現状です。一方、思春期・青年期のケースでは、扱い馴れた専門家に診てもらうのが安心だと言えます。最近では、思春期・青年期の専門外来や専門病棟を開設している医療機関も増えてきています。まず、そういうところを受診されることをお勧めします。

成人、児童いずれも、保健所の精神衛生相談窓口で、利用できる医療機関についてアドバイスしてもらえます。地域の中核となっている精神医療センターなどを受診し、そこから条件に合う医療機関、医師を紹介してもらうのも一つの方法です。

比較的軽症のケースでは、臨床心理士やカウンセラーのカウンセリングを受けることで改善するケースもあります。個人的心理療法の場合、セラピストの力量に大きく左右されることは言うまでもありません。

危険な行動化が起きている場合には、医師と心理士（カウンセラー）、ソーシャルワーカー、児童相談所などが連携し、入院治療や施設入所も視野に入れて対処することが必要となります。

パーソナリティ障害の治療における最近の潮流としては、医者であれカウンセラーであれ、一対一の治療というよりも、グループ治療や生活技能訓練などを採り入れた統合的なチームでの治療へと変わりつつあります。重いケースほど、医師や心理士、看護師、ソーシャルワーカー、OT（作業療法士）、福祉関係者など、幅広い分野のマンパワーが投入できる治療施設、環境が望ましいと言えます。

(3) 主な治療法

ここでは治療的に関わることがもっとも多い境界性パーソナリティ障害の治療を中心に述べますが、それ以外のタイプでも基本路線はほぼ共通します。

①力動的精神療法

精神分析理論に基づく治療で、境界性パーソナリティ障害の精神分析的治療としては、マスターソンによって定式化されたものが優れています。

マスターソンは境界性パーソナリティ障害を、幼い母子分離の時期に見捨てられ体験を味わった人が、同様の体験をすることで再活性化された「見捨てられ抑うつ」として捉えます。

この「見捨てられ抑うつ」を克服することで、パーソナリティの再統合を成し遂げていくのですが、マスターソンはそのプロセスを三つの段階に分けました。

(1) 試しの時期

この段階においては、患者は治療者に依存したい思いと同時に、治療者が本当に信頼に値するか、また見捨てられるのではないかという半信半疑な思いに引き裂かれています。そのため治療者を怒らせたり、苛立たせるようなことを半ば意図的に繰り返すのです。それで治療者が冷静さを失ったり、拒絶したり、見放したりすれば治療は破綻します。

しかし、治療者が挑発に乗らず、粘り強く向かい合い、一貫した態度を取り続けると信頼関係が徐々にできてきます。この段階ではしばしば行動化(アクティング・アウト)が問題になります。治療者や周囲の者を思い通りに動かそうとして、攻撃的な行動、迷惑行為、自傷や自殺企図を引き起こすのです。

こうした行動化に対しては、リミットセッティングと行動制限が有効で、一定の限度を超える行為に対しては強制的な枠組みを課します。同時に治療者は、冷静に行動の意味を言葉に置き換える作業を丹念に続けていきます。これにより行動のコントロールが取れるようになります。

こうして試しの段階を乗り越えると、患者は治療者に一定の信頼をおくようになり、次の段階へと移っていきます。

(2) 徹底操作期

この段階は、核心部分である「見捨てられ抑うつ」を扱う段階です。この時期、患者は自ら自分のさまざまな感情や葛藤、体験を活発に語るようになります。それを受け止め、解釈を行うことで、患者の洞察を徐々に深めていくのです。

その作業を何度も何度も繰り返すことで、「見捨てられ抑うつ」の根っこが、母親や周囲の重要な人物との関係にあり、幼い頃の体験と結びついていることに気づくようになります。そのことに対して激しい恨みや怒りの感情がほとばしり出ます。

それを受け止め、解釈していくと、ネガティブな側面だけでなくポジティブな側面にも気づき、幼い頃の体験や親との関係を受け入れ直していくのです。

こうして傷ついた思いは乗り越えられ、とらわれから自由になっていきます。

(3) 終結期

回復すると同時に、治療者に依存した状態から脱し、自分で自分を支えるようになっていく段階です。支えが必要なくなったとき、治療は終結します。

精神分析的な治療を行うためには、患者の知的能力や言語化する能力が平均以上に優れ、しかもある程度強い自我を持っていることが必要です。そうした条件がそろわない患者に、この治療を行うとかえって混乱を招くことがあります。

②支持的精神療法（受容的カウンセリング）

支持的精神療法は、共感的、受容的に本人の気持ちを受けとめながら、現実的な課題に即して、一緒に考えたり、励ましや指示を与えたり、支えとなるものです。精神分析的な治療には適さないケースでも広く適用があります。

侵襲《しんしゅう》的でない（患者を傷つけにくい）ので、治療によって悪化するという危険は少ないと言えます。本人が持ち込んでくる問題に即して一緒に考えるというスタンスは、根本的な問題を直接扱わないものの、具体的な問題処理を通して徐々に課題に対処するときの偏りを自覚させ、修正することができます。

ある研究では、支持的精神療法は精神分析に劣らない人格的な進歩をもたらし得るとされます。

一般に広く行われている受容的カウンセリングも、共感をベースにして、本人を受け止め、支えながら、現実的な課題への対処をサポートしていきます。できるだけ答えは言わず、本人が答えを見つけられるように、本人の思考のペースを邪魔せずに傾聴することが基本です。本人の言葉をなぞったり、映し返したりすることで、自分を受け止められたと感じるだけでなく、自分を振り返る力も育っていきます。

この受容的なカウンセリングも、優れたカウンセラーが行えば、パーソナリティ障害の改善にとても有効なのです。パーソナリティ障害の人に対するカウンセリングが成功するかどうかは、まず共感的な受容が十分なされているかどうかということが第一条件です。それと同時に、第二の条件として、本人が自分を顧みることができるように、映し返しが適切に行われているということです。受け止められつつ、自分の問題に気づいていくというプロセスが並行的に進むことが大事なのです。

受容的で共感的なカウンセリングは、不安定な愛着を改善していくうえでも、ある程度有効です。それが成功するためには、枠組みが大事で、一定のルールに従いながら、十分に受容され、共感される体験を継続的にもつことが、愛着の安定化に寄与すると思われます。

③認知行動療法

間違った信念に基づく自動思考や否定的思考を、問題が生じるたびにチェックし、そう思ってしまう根拠や本当にそうなのかを問い直すことで修正を図っていきます。患者のセルフヘルプを重要視し、自らが行う宿題を与え、記録させます。

境界性パーソナリティ障害の場合、自分は欠陥品なので、どうせ見捨てられてしまうという信念を抱いています。そのためにしがみつき行動や試しが繰り返されます。根底にある信念を自覚させ、それが妥当性を欠いたものであることを悟らせることで、行動が次第に変化していきます。

また、境界性パーソナリティ障害によく見られる二分法的な思考の修正も図られます。二分法的な思考が改善すると、行動も衝動的で両極端なものから、安定したものに変わっていきます。

ただ、愛着が非常に不安定なケースでは、自分の「偏った」認知を指摘されたり、修正する作業が、自分を否定されているように感じてしまい、つらい作業になりがちです。ドロップアウトすることも多いと言えます。認知行動療法を、機械的で、冷たく、受け止めてもらえなかったと感じる人もいます。不安定なタイプの人ほど、感情面に深い傷を負っており、もっと手前の段階の手当てを必要としているからです。ある意味、認知行動療法が成果を上げられる段階に至るまでが大変なのです。治療が続けられるように、共感的な対応の部分も大事だと言えるでしょう。

④マインドフルネス

パーソナリティ障害の人の認知や行動の偏りは、単に考え方の問題というよりも、長年の体験の中で体深くまでしみついたものです。通常の認知行動療法やカウンセリングでは、その深い部分にまで到達できないのです。頭でわかるだけでは、心や体が言うことを聞かないのです。その限界を突破する方法として、有効性に注目しているのがマインドフルネスです。

マインドフルネスは、sati《サティ》というサンスクリット語を英語に翻訳した言葉で、「気づき」や「悟り」という意味です。瞑想から発展した手法で、価値判断せずに、ありのままに感じることで、豊かな気づきを得ようとします。人が苦しみ、ネガティブな感情にとらわれてしまうのは、物事をありのままに受け取るのではなく、理想の状態と比べてしまい、今の状態がダメだと思ってしまうからです。パーソナリティ障害の人は、理想の状態へのこだわりが強く、今の状態を否定的にみなしてしまいがちです。

しかし、頭でわかっていてもなかなか変えられません。マインドフルネスでは、ありのままに受け止めることを頭で理解するだけでなく、体や呼吸といった身体感覚を通して身に着けていきます。カウンセリングと組み合わせることで、より深い体験が得られ、ネガティブな体験によって封じ込められていた気持ちや感覚を生き生きと味わうことで、とらわれを脱却していきます。うつや不安、自己否定にとらわれやすい人にもっとも適しますが、共感性の低下したケースや怒りのコントロールが難しいケースにも有効です。

⑤弁証法的行動療法（DBT）

認知行動療法のなかから生まれた新しい治療法に、弁証法的行動療法（以下、DBTと略す）があります。マーシャ・L・リネハンを中心に発展したこの治療法は、認知行動療法と禅の思想が融合して生まれた統合的精神療法で、自殺企図や自傷行為を伴う境界性パーソナリティ障害の治療のために開発されたものです。境界性パーソナリティ障害にもっとも有効な治療法の一つとして、近年注目されています。

DBTでは境界性パーソナリティ障害に特徴的な二分法的思考を、弁証法的な思考の障害と考えます。完璧に愛されたい、完璧に愛してもらえないという袋小路から抜け出すためには、二項対立に縛られるのではなく、それを乗り越える思考や行動を身につける必要があると考えます。

DBTの治療ストラテジー（戦略）の中核をなす技法は、ヴァリデーション（有効化）と問題解決です。

ヴァリデーションは、受容的なアプローチに似ていますが少し違います。すべてを受け止め丸ごと肯定するのではなく、ある行動や感情をつまびらかに見ていくなかで、現状への適応として意味を持っている部分を見つけ出し、その部分に肯定的な受容を行うのです。

それは、まさに二分法的な単純化された思考を切り崩すことにほかなりません。自分でも愚かな行動と思っていたことにも、一部の理があったと知ることで、全否定に陥りがちな自分への見方を変えていけます。

一方の問題解決は、変化することを求める技法です。ヴァリデーションによる受容的、支持的アプローチと、変化することを求める問題解決アプローチという両者のバランスを取り続けることが、DBTの核をなします。

さらに、変化を助ける四つの主な手続き、技法が使われます。①不測の事態への対処、②行動スキルトレーニング、③暴露に基づく技法、④認知の修正です。

このなかでも、自殺企図のコントロールに関する不測の事態への対処について、リネハンは、学習理論に立った強化と消去の操作を徹底して続けることが、短期的ではなく長期的な改善と問題行動のコントロールにつながると述べています。

つまり、自殺企図を盾に愛情や関心を得たり思い通りに操作しようとする人に対して、譲歩し本人に利益を与えてしまうと、短期的には落ち着いても長期的にはどんどん問題行動を強化していくとしています。

このDBTは、まだ日本では十分に普及していませんが、今後広まっていくものと思われます。

⑥対人関係療法（対人間再構成療法）

認知療法と精神分析の両者の要素を併せ持ち、実際の臨床にも直結しやすい考え方に、対人関係療法の理論があります。対人関係療法は、精神分析医のハリー・スタック・サリヴァンにより創始され、心理療法家のローナ・スミス・ベンジャミンによって対人間再構成療法として発展したものです。

対人関係療法では、パーソナリティ障害の人の偏ったパターンは、幼い頃にその人にとって重要だった人物（親や養育者）との関係を再現していると見ます。子どもの頃には、そうした行動パターンは何らかの適応上の意味を持ったのですが、大人になって、それが無意味などころか邪魔になっても続いてしまうと考えるわけです。つまり、その人はかつて愛着した存在に対して、今も「忠誠」であり続けているのです。ある意味それは「愛情の賜《たまもの》」だとベンジャミンは述べています。身についたパターンを繰り返し続ける根底には、今も、心の中にいる大切な存在に認められ愛されたいという願望があると考え、この心の中の存在を「内在化表象」と呼びました。

このパターンの再現は、三つの「コピープロセス」によって行われます。一つは過去の重要人物のようになることによって、一つはその人物があたかもその場にいて、今も監督しているように振る舞うことによって、一つはその人物が扱ったように自分自身を扱うことによって、です。

対人関係療法は、この不適応パターンの存在に気づくとともに、それがかつての重要な人物との関係に由来し、どういう役割を果たしてきたのかを理解することによって、その呪縛から自由になり、新たな選択を可能にすることで、より充実した人生を実現しようとします。

ベンジャミンの対人関係療法を忠実に実践する治療家は少数と言えますが、その考え方は広く影響を及ぼしています。パーソナリティ障害は親子関係に根っこがあると述べましたが、まさにその部分にスポットを当て、現在の問題とリンクさせることによって行き詰まりを突破しようとするわけです。実際の臨床場面でも有用性の高い理論です。

なお、ここで紹介した対人関係療法は、うつ病などの治療に用いられる対人関係療法（IPT）とは、別のものです。

⑦家族のサポート、カウンセリング、心理教育

境界性人格障害を始め、多くの人格障害では親子関係の躓《つまず》きがあり、それが、再現されている状況が見られます。したがって、本人だけへのアプローチは片手落ちであり、家族への働きかけが、回復の鍵を握ることが少なくありません。

家族を集めて行う古典的な家族療法は、必ずしも必要ありません。むしろ、実際に行う頻度が高く、とても有効なのは、親や配偶者（パートナー）といった本人の支え手となる人への働きかけです。病状について説明し、大変さを受け止めつつ、対応の仕方を助言します。家族のカウンセリングを中心に治療を進める場合もあります。症状に目を奪われ過ぎず、本人と支え手との関係を安定させることが、改善のポイント

です。それが、愛着の安定化につながるからです。

⑧グループ療法

パーソナリティ障害はいくつかの点でグループ療法がとても有益な効果をもたらします。

一つは、パーソナリティ障害のケースでは自己正当化によって問題が自覚されにくいのですが、グループ療法では自覚の進んだ先輩患者が、手本となったり、本人の同僚として指摘を行うことで、より受け入れられやすい形で、問題点の自覚を促すことができるということです。

もう一つは、パーソナリティ障害の人では対人関係が苦手なケースが多く、グループ療法の場で対人関係の問題点が鮮明となってくるのです。周囲の気を惹き振り回す、自慢ばかりしてしまう、尊大に振る舞う、過度に人に合わせる、仕切ってしまうなどの傾向が如実に出てきます。

これは個人精神療法ではなかなかつかみきれません。こうした傾向はパーソナリティの偏りと密接に結びついており、それを自覚し、修正する格好の機会を与えてくれます。

グループ療法は、精神療法的なものだけでなく、さまざまな活動が組み合わさった形態、たとえばデイケアのような場や集団生活をともにすることで、より本格的かつ実践的に行うことができます。

⑨作業療法

言語的な表現能力が低い人や精神療法が向かない人だけでなく、多くのケースで作業療法は自己と他者、自己と外界の境界を肌で感じ、自己を統合し、他者や外界との安定した関係を獲得し直し、偏りを改善する効果があります。

⑩薬物療法

抗うつ薬、気分安定化薬、抗不安薬、非定型抗精神病薬、漢方薬などが症状に応じて用いられます。治療効果が早く現れ、行動化もコントロールしやすくなることで、治療がよりスムーズになります。

境界性パーソナリティ障害では、うつや気分の波を伴う気分障害、パニック障害などの合併が多く、そうした随伴する症状の緩和にも薬物が用いられます。完璧主義や過度なこだわり、傷つきやすさ、強い怒りの感情、敵意、衝動性といった問題も、少量の薬を適切に使うことで、緩和することができます。

⑷実際の治療と回復プロセス

理論的なことはさておき、パーソナリティ障害の人を専門家として実際に治療、援助する場合、どういう方針と心構えで進めていくのかについて、ポイントとなる点を述べたいと思います。

これは治療理論の違いを超えて共通するものがあるように思います。実際の治療では一つの治療理論だけで治療を行うということはむしろ稀で、さまざまな治療法や技法を組み合わせて用いる統合的な療法が、一般的かつ効果的なことが多いのです。細かな技法というのはあまり役に立たないものです。肝心な軸足さえ定まっていれば、自然と道は開けるものです。逆にいくら小手先の技法を弄《ろう》しても、方針自体がずれていたり逃げ腰な気持ちがあれば、迷走することは必定です。

誠実だが、あくまで中立的な態度で

治療者、援助者として関わる場合、概《おおむ》ねすべての場合に当てはまることですが、パーソナリティ障害の人と接するときには、特にこの点が重要になります。

パーソナリティ障害の人は、自分に対して否定的な見方をしているか、好意的な見方をしているかということにとても敏感です。少しでも自分のことをよく思っていない、不信感を持っていると感じると、それだけで相手を受け入れようとしなくなります。対抗して不信感を持ったり、刺々《とげとげ》しい態度で反応してきたりということになり、関係が築けません。

逆に過度に好意的に親しみを込めて接近すると、急に期待を膨らませたり、何でもしてもらえるような幻想を抱き、それが期待はずれだとわかると裏切られたように思ったり、攻撃的になったりしやすいのです。

まず相手を先入観で見ないように、できるだけ真っ白な心で接することがポイントです。

すでに「問題児」扱いされていることも多く、さまざまなラベルがつけられていることもありますが、そうしたものに惑わされないことが大事です。比較的普通の人も、

「問題児」扱いしていると本当に「問題児」になってしまいます。

かといって、何でも受容する甘い態度も落とし穴にはまりやすいのです。特に、困っていると放っておけない親切心と熱意あふれる援助者ほど、用心が必要です。親切や好意で援助するのは、かえって危険な一面を持つのです。

むしろ「仕事として」「専門家として」「この時間だけ」本人の手助けのために知恵と知識を使うのだと、はっきり割り切ったほうが混乱を防げます。そして、あくまで主体は本人にあることを繰り返し伝えましょう。そこで必要なのは誠意とともに厳しさです。

たとえ四六時中本人のことを考えていたとしても、そうは言わずに割り切った言い方をしたほうがお互いのためだと言えるでしょう。

親切と熱意で一時的に改善を得られても、援助者の支えがなくなると、またもとに戻ってしまったり、どんどん援助者に依存してくるということになりやすいのです。長い目で見ると、「誠実だが中立的な態度」を保つことが、本当の改善につながりやすいのです。

目的の確認と枠組みの設定

援助者として関わっていく上でまず必要なのは、目的と枠組みをはっきりさせておくことです。

どういう目的のために、何を援助するのかを明確にさせておく必要があります。その場合も、こちらから目標を設定するのではなく、何を改善したいのか、どうなりたいのかを本人に言ってもらうことが大事です。そこが出発点です。

最初は症状や生活上の支障の改善だけを求めていることのほうが普通です。その場合、こちらから人格レベルの問題を指摘して、いきなりその治療にかかるということはしません。本人の求めているものに焦点を当てつつ、それより少しだけ深い程度に、問題の所在を照らし出していくというところに留めます。

その上で、どういう頻度でどれくらいの時間を本人のために使えるのか、それ以外に突発的なことが生じた場合はどうするのかということについてルールを取り決め、できることとできないことを、はっきりさせておいたほうがよいと言えます。

もちろん、一時に決めきれないこともありますので、臨機応変にルールを追加したり変更したり、確認し直す必要があります。このルールが守れない場合は援助もできなくなることを、最初のうちにはっきり告げておいたほうがよいと言えます。

こうして限界を設定しておくことが、援助が際限もなく迷走してしまうことを防いでくれます。枠組みを再三守れない場合は、はっきり関係を終結させたほうがよいでしょう。そういう厳しさが変化を生む原動力となります。

しかし、通常、治療や援助の関係が進んでくるにつれて、本人も表面に出ている症状は氷山にたとえれば水面から上の部分に過ぎないということ、水面下にこそ本当の問題があるということを徐々に自覚するようになります。

そうなってくると、本当の意味での癒しの旅が始まるわけです。その段階で目的を設定し直してください。迷走しそうなときは目的と枠組みを再確認することで再び締まっていきます。

支え手を支える

パーソナリティ障害の人は、不安定な愛着を抱え、それをさまざまな対人関係において再現していることが多いと言えます。親との関係がぎくしゃくしているだけでなく、パートナーや恋人との関係においても、同じことを繰り返してしまうのです。元をたどれば、親との関係に行きつくことが多いわけです。もし親の理解や協力が得られるのであれば、親に本人の状態や苦しさを伝え、何が起きているのか、どうした対応が必要なのかを説明し、わかってもらうことがとても大事です。それによって、親が本人に対する接し方や受け止め方を改めていくと、本人の状態が急速に安定し、改善していくことも珍しくありません。パーソナリティ障害は、本人だけの障害ではないのです。人との関わり方に生じた障害であり、ことに親や家族との関係に問題の源はあることが多いのです。そこに手当てをしなければ、いくら本人に働きかけても、効果は薄いのです。難しいケースほど、このことは言えます。愛着を安定化させていくと、ほうっておいても、他の症状が薄らぎ、自分や周囲を苦しめる行動もなくなってしまうものなのです。

しかし、親の協力や理解が得られない場合も少なくありません。その場合は、身近で本人を支えているパートナーや恋人などに、本人の状態を理解してもらい、「安全基地」としての役割を果たすにはどう振る舞えばよいかを助言することで、愛着の安定化をはかります。支え手を支えることで、本人が上手く支えられるようにするのです。不思議なことに、愛着が安定すると、問題となる「症状」は自然に落ち着いていきます。

雨宿りの木陰になる

ただ、「安全基地」となるということは、本人の要求を何でも鵜呑みにするということではありません。むしろ、雨宿りの木陰を提供するようなものだと思ってください。雨が止めば、また歩みださねばならないのです。助けを必要としているときは助けを与え、余計なことを言わず、守ってあげますが、そこに留まり続けるようになっては、かえって足を引っ張ってしまいます。

重症のケースでは、赤ちゃん返り、子ども返りし、支え手に甘えようとすることもあります。その場合は、ある時期、本人の甘えや依存を許すことが必要な場合もあります。しかし、自分の足で立ち、歩くことを、いつまでも忘れさせてしまってはいけないのです。本人を丸抱えし、本人に代わって意思決定をしたり、本人にできることまで代わりをすることは、慎まねばなりません。

パーソナリティ障害の人を援助する場合に大切なことは、自分の足で立たせることを常に忘れないということです。パーソナリティ障害の人は、いったん親しさを覚えるようになると急速に依存してきます。

自分のために何でもしてくれる、代わりに問題を解決してくれるという思い違いが生じやすいのです。そうなると本人の回復のための援助ではなく、不適応をかえって固定化させてしまう、援助のための援助になってしまいます。

代理人になって、本人が立ち向かわねばならないことを代わりにしてしまうことは、長い目で見ると本人を弱らせてしまいます。援助者は決して救世主ではなく、本人が克服に向かって努力するのを、ただコーチしたり、ペースメーカーになるだけで、やり抜くのは本人にしかできないのだと、折に触れて伝えておくことが大事です。

援助者が本人の都合や要求を満たしていたのでは、自立からますます遠ざかってしまいます。

「別れたほうがいいでしょうか」とか、「この仕事は私に向いているでしょうか」とか、判断を求めてくる場合も多いでしょうが、そこで答えを言ってしまうことも本人の選択する力を削いでしまいます。考えることにはつき合うものの、最後は自分で決めて、自分で責任を取らせることが基本です。

堂々巡りを脱するために

パーソナリティ障害の治療は堂々巡りの連続です。同じような失敗を、何度も何度も繰り返します。「また、同じことか」と、支えているほうも次第に嫌気が差してきます。この堂々巡りにつき合うということが、パーソナリティ障害の人の援助だといっても過言ではないのです。

何かマジックのように急によくなるということを幻想していると、現実に失望して投げ出してしまうことになります。ある局面ではすごくよくなるけれども、また何かの拍子に同じ失敗を繰り返すということもあります。

人間はそう簡単には変われないのです。しかし、この堂々巡りを徐々に乗り越えていくうちに、少しずつ、そしていつの間にか大きく変わっているということにつながるのです。

この堂々巡りを脱する上で有効な働きかけをまとめてみましょう。以下に述べる働きかけを根気よく繰り返し続けることが必要になります。

①気持ちの襞《ひだ》をなぞり、思いを受け止める

まず基本は受け止めることです。人を動かしていく一番大きな力は、やはりこの受

容力だと思います。つまり静かに耳を傾け、共感しながら受容するということです。黙って聞くことができない人は、人を本心から動かすことはできません。

まず、その人の気持ちに身をおいて、状況を思い描きながら黙って傾聴することです。その場合、すぐにわかったような気にならないことも大事です。本人の説明はしばしば話を簡略化していたり、思い込みで話を再構成していたりします。

さらに細かく、どういう状況で、どういう行為をしたときに、どういう気持ちであったかを、丁寧になぞる必要があります。気持ちの襞をなぞりながら、それを言葉にして表現するという作業を繰り返していくと、本人は自分の気持ちが自覚できるようになると同時に、コントロールしやすくなるのです。また、思い込みや思い違いに気づくきっかけともなります。

たとえば、友達や恋人、親たちと喧嘩をした状況について話すときも、「また、喧嘩をしたのか。もうその話はうんざりだ」と思っていたのでは、何の進歩も変化も起こりようがありません。状況を一つ一つ再現させ、そのときの気持ちをなぞっていくわけです。そうするなかでさまざまなことが見えてきます。

自分がなぜあんなにカッとしたのか。自分を認めてもらいたいのに、妹ばかりを可愛がっているように思えていること。親に叱られたときの昔のいやな思い出。それをなぞっているうちに、さまざまなことが感情を伴って出てきます。

ただし、この作業をあまり急速にやり過ぎないことも大切です。徐々に自然の流れのなかで言葉となって出てくるのが、もっともいい経過をたどるように思います。一度にほとばしらせ過ぎるとバランスを失うこともあるので、少しずつ吐き出させ、受け止めていくのが良策と言えるでしょう。

面接時間が長くなり過ぎないように、少し短めに設定しておくと、一気に深入りし過ぎるのを防げます。ここ一番という山場ではもちろん時間をかける必要がありますが、その山場がくるのが早過ぎないようにすることがコツです。

②とらわれと陥りやすいワナの自覚

目の前の問題から始まって、自分の体験や心の中にわだかまっている思いを吐き出していくわけですが、ここで長い堂々巡りが続いていくことになります。なぜ、堂々巡りになるかというと、パーソナリティ障害の人は自分の思いへのとらわれが強過ぎて、自分を客観的に眺めることが苦手なためです。

つらさ、恨み、怒りといったネガティブな感情が、昇華されないまま生々しく心に取り憑《つ》いて、自分で自分を苦しめ続けるのです。それが不満や愚痴、憤り、自暴自棄な行動となって繰り返されます。出口がなかなか見えません。吐き出してすっとしたはずなのに、また翌日にはそんなことは忘れてしまったかのように、再びネガティブな感情にとらわれてしまいます。

この無間《むげん》地獄のような堂々巡りから脱出するためには、自分を客観的に眺めることができる広い視野を身につけることが必要になります。そうなれば、視点や気分を切り替えることもできるのです。

まずその手本となるのが援助者との関わりだと言えます。援助者は本人が負の感情にとらわれて堂々巡りしているときに話を聞き、もつれた糸をほぐし、もっと大きな視野で別の見方をすることもできると、視点を変える手ほどきをするわけです。この視点を変え、とらわれから脱出しやすくすることが、治療者、援助者の二番目の大きな役割だと言えます。

その原型は、泣いている子どもや機嫌を損ねてすねている子どもを、うまくあやして機嫌を直してしまう母親の技です。いいお母さんというのはまるで魔法でも使うように、上手に子どもの気分を変えてしまうものです。

子どもがとらわれていることをもっと大きな視点で見て、「たいしたことないよ」

というメッセージを送るとともに、傷ついた気持ちを巧みに慰めます。子どもはそんな母親の慰めや助けを借りて、悲しみや怒りの溝から脱出することができるわけです。

こうして母親の大きな愛情にゆったりと見守られて育った子どもは、次第に母親がいなくても自分で自分の気持ちを切り替えられるようになるものです。さらには別の存在に対して、自分がしてもらったように振る舞うことができるようになるのです。

ただし、大きくなった大人が、つらさや怒りにとらわれているのですから、小さな子どもを宥《なだ》めるようなわけにはいかない面もあります。最大の違いは理屈を知っているということです。感情や身体感覚に訴えようとしても、理屈のバリアで拒否されてしまいかねません。そこで理屈の部分と感情や身体感覚の両方に働きかける必要があるわけです。

言葉を使った働きかけ

まず理屈に働きかけるほうでは、言葉を使って心のもつれをほぐし、とらわれからの脱出を助けます。言葉は手を使わなくても、撫でたり、くすぐったり、支えたりすることもできる不思議な道具です。その使い方だけを扱っても優に一冊の本ができてしまう奥深いテーマですが、本書ではもっとも基本的な二、三のテクニックを紹介しましょう。

基本となる最初のテクニックは、①とも重なりますが感情の言語化です。つまり、相手がどう感じたかを一つ一つ言葉にさせるのです。「どう思った？」「どう感じた？」と、その場面その場面の気持ちを丁寧に訊ねるのです。言葉にならない場合は、相手の感情を読み取って、それをさりげなく言葉にしてあげることも必要です。「つらかった？」「怒った？」「疲れてるよ」「憎いだろうね」といった言葉かけです。その際、相手の気持ちを否定したり、批判するニュアンスがあってはいけません。相手の気持ちに寄り添うことが相手の気持ちを切り替える上で役に立つのです。また、答えられない場合もありますが、決して深追いして無理に言葉にさせようとしてはいけません。「言わなくていいよ」と言って、次の話題に移ってください。

この基本をきちんと行うだけで、相手の気持ちは切り替わりやすくなります。正体のわからないモヤモヤした感情が、言葉におき換えられただけで、人の心はとらわれから解放され楽になります。言葉にできない場合も、それはそれでいいのだと気持ちが安心します。

二番目の基本テクニックは、アングルやフォーカスの転換です。一つの見方にばかりとらわれずに、目先を変えた見方を提示するのです。

少し意表をつくことで、相手の固まった思考がやわらかくなります。治療者や援助者の頭が柔軟性に欠けていると、この視点の転換がうまくいかず、どんどん同じ溝を削ってしまうということになりかねません。常に他の見方ができないか、自由な発想を持つことです。そのためにも第三者の目を保つ必要があります。本人が、ひどく悪いこととして受け止めていることにも、何かいい点や役に立つ点があるものです。視点を変えて、そのことを、そっと指摘するのです。いま味わっているつらい思いにも、優れた意味があるのだということを、控えめに伝えるのです。この「良いところ探し」は、否定的な認知にとらわれているケースでは、特に大切なテクニックです。三番目の基本テクニックは、直面化させる言葉かけです。パーソナリティ障害の人では肝心の問題から目をそらそうとする傾向が強いのです。重要な瞬間には問題に目を向けさせることが必要になります。

十分受容し、支えができた上で肝心な問題を指摘するのです。その場合の語りかけとしては、やはり責めるニュアンスにならないように気をつけ、本人の改善のために指摘を行うという姿勢がポイントになります。

しかし、その苦痛から逃れようとして抵抗したり、怒り出したり、否認したりして、すぐに受け入れられない場合も多いわけです。その場合も、本人の悟りを待つというのが基本スタンスで、じっくりいくのが無難です。ただし、ここ一番という瞬間はあります。そのときにはぐっと踏み込むことが必要になります。

そうした場合に有効な言葉かけは念を押す言い方です。「本当にそう思うの？」「本当にそれでいいの？」―「本当にそれを望んでいるの？」「本当にそれで満足なの？」といった問いかけです。

本心と違う行動や反応に走っているとき、これらの言葉を心の底から発すると相手に届くものです。自分自身を振り返り、とらわれから抜け出すきっかけとなります。すぐにいい反応が返ってこなくても、少し遅れて変化が出てくることもあります。

言葉以外での働きかけ

ただ、正攻法で問題を指摘しようとすると、苦痛が大きすぎて目をそむけようとすることも多いでしょう。そうした場合に役に立つのが、非言語的なイメージやアクション、ユーモアの活用です。

たとえば、よく用いるテクニックとしては、相手の状況をさりげなく映し出してみせる方法です。相手のおかれた状況を描写するように語ったり、演じたりすることで、自分を振り返るのを助けるのです。相手の言葉や行動をリピートしたり、演じて見せ、状況の不条理さや偏りを理解させるきっかけにするのです。

本人と家族のやり取りを一人芝居で再現したりするわけです。それを見て本人が笑い出せば、自分のやっていることのおかしさに気づいたということになります。それで自分を客観的に見るきっかけが与えられるのです。笑いというのは客観視できているということでもあります。

象徴的な行為やイメージによって、今の状況を表現し、気持ちを切り替えるきっかけを与えることもできます。イメージ化することによって、対処しやすくなるのです。そうすると自分の状況に一つの達観が得られるのです。

目の前の現実にばかりとらわれ過ぎずにイメージを利用し、そこに遊ぶことも重要です。正論で説得するよりも、たとえ話やユーモアが心に届きやすいのです。絵を描いたり作品を作ったりという形で、表現しやすくするのも一つです。そうすることで本人は第三者の目で眺めることができるようになります。

語ることだけでなく、日記や心のノート、自分史に、さまざまな思いを表現して貰うことも重要な方法です。中には物語や小説を書くことで、回復していく人もいます。回復していく人は、自分から積極的に取り組もうとします。書いてくれたものを読みながら、一緒に振り返ったり、感じたことを語りあうのも、有効な方法です。

日々の出来事を記録し、つらかったと感じたことについて視点を変える練習を一緒にやっているうちに、本人も次第に視点の切り替えが上達するものです。とらわれるとなかなか切り替わらなかった人が、次第にスイッチの切り替えができるようになります。

切り替えができることと、自分を客観的に振り返り見つめ直すことは、並行しているようです。自分の傾向や陥りやすいワナを自覚できるようになります。自分の偏りが自分でも理解されるようになるのです。

③偏ったパターンの修正

こうして自分を振り返る作業ができるようになると、失敗や行き詰まりもすべて練習のチャンスになってきます。うまくいかなかった状況について、細かく振り返るなかで自分の陥りやすいパターンや考え方のワナが自覚されていきます。

もっと上手に対処するにはどうすればいいのかを考えるようになります。次第に自分の失敗パターンが抽出され、それを防ぐための対策も編み出せるようになります。

「うまくいかなくても、すべてがダメになるわけではない」「苦しかったら休むのも一つの方法」「すべての人に好かれようと思わない」「人に百％期待しない。五十％で満足する」など、自分の言葉で、自分のための教訓やテーマを掲げるようになります。

そして、実践の場で、それがどれくらい実行できたか、また悪いパターンに陥ってしまったとしたら、それは何が原因だったかを自分から進んで探るようになります。

対話だけでなく、ノートや記録用紙などに状況を書いて振り返っていくということもさらに効果的です。最初は自分の失敗したことさえよく覚えていませんが、うまくいくケースではだんだん書く量が増えて、細かく振り返れるようになり、分析が加えられるようになってくると、やや遅れて行動面の改善が見られます。

その場合、そうした行動パターンがどこで身についてきたのかということについても、徐々に考えるようになります。そして、次のステップが同時進行で進むことになります。

④現在と過去をつなぐ

パーソナリティ障害の治療では、行動面、生活面の改善とともに、もう一つの重要な柱となるのが、過去と現在をつなぎ直し、人生を再統合する作業です。その鍵を握っているのは親子関係の問題です。

何度も述べてきたように、パーソナリティ障害の人は必ず親子関係で躓いています。そこに大きな根っこがあるのです。行動面や対人関係の問題にしても、実は歪《ゆが》んだ親子関係のなかで身につけた偏りであるということが多いのです。親子関係にまで戻って自分を再点検することで、さらに根本的な変化が起こりやすくなるのです。

まず、親子関係を中心とした過去の体験が十分に語られることが必要です。断片が次第につなぎ合わさり、自分の物語ができていきます。最初は救いのない苦難の物語です。傷つけられたことばかりが噴出するのです。

しかし、そうしたマイナスの体験を何度も何度も語り、表現し尽くすと、逆転が起きてきます。つらかった体験ばかりでなく、プラスの体験も語られるようになるのです。

そうなってくると、ただ否定されていた過去は、現在につながる歴史として受け入れられるようになります。自分の人生に統合されていくのです。

そうした転回のなかで、その人は自分の人生に新たな意味を見つけ出していきます。転落と絶望の物語は、苦難と再生の物語へと変貌を遂げていきます。

しかし、語りや表現だけではこうした転回は起こりにくいと言えます。親や家族や、その人にとっての大切な人との関係が同時に変化することが鍵を握るのです。周囲が本人を否定せずに、受け止められるようになるかどうかが、この転回の成否を左右するといっても過言ではありません。

周囲も傷ついているため、なかなか受け入れられないことも多いのが現実です。したがって、家族への働きかけやケアも重要になります。

少しずつでも周囲が本人に対する見方を変えると、本人もよい方向に変化しやすいと言えます。どうしても周囲の変化を期待できない場合には、諦めをつけることが必要になります。本人のなかで仕方がないのだと納得がいくと次に進めるのです。

いずれにしろ、親子関係の問題にきちんと焦点を当てて扱うことが大事です。この部分を素通りして上辺の行動や症状だけを改善しようとしても、また同じことの繰り返しに戻っていきます。

⑤うまく行かないことも、肯定的に受け止める

改善している場合でも、ときには後戻りすることがあります。状態が良くなって、仕事を始めたり、新しい取り組みを始めたりしたとき、前以上にストレスや負荷がかかるため、そうしたことは起きやすいのです。そのとき、本人も周囲も、やっぱりダメだったというように受け止めてしまいがちです。しかし、それは頑張って、目標を上げたために起きたことです。ハイジャンプのバーを上げれば、誰だって失敗する確率は高まります。うまくいかなかったのではなく、良くなったから生じた結果なのです。

パーソナリティ障害の人は、不安定なケースほど、状態が揺れるものです。同じ結果を求めようとせずに、雨の日があれば、晴れの日もあると達観して、大きな目で全体を眺める必要があるのです。今日が雨だったと嘆く必要はないのです。一昨日は、晴れだったし、明日は無理でも、明後日は晴れると思えばいいのです。

ともするとパーソナリティ障害の人は、近視眼的になりがちです。支え手は、本人の気持ちに寄り添いつつも、常に大きな視点を提供して、大丈夫だよと、無意識のうちに伝えることが大事なのです。

自分の足で立たせる

パーソナリティ障害の治療の最終目標は、自分の足で立たせるということです。したがって、本人が持つ生活能力や自立能力を低下させないようにすること、低下している場合はそれを高めていくことが、もう一つの治療の柱になります。

多少パーソナリティの偏りがあろうと、仕事ができていたり一定の身分や家族のなかに居場所がある限りは、あまり大きく崩れることはありません。

ところが、自分のやるべきことや立場、居場所というものが失われると、一気に悪化していきます。仕事や家族は重荷であると同時に、本人のバランス装置になっていたのです。そういう意味で現状を変えることには慎重さが必要です。

しかし、逆にそこに歪みの原因がある場合もあり、その場合は関係を清算することも必要になります。ただし、それを決めるのはあくまで本人です。

パーソナリティ障害の治療では、最初の段階から自分の足で立たせることを意識しておくことが大事だと述べてきましたが、それもこの最終段階をスムーズにやり遂げるためです。

うまくいった場合には、自分のことで忙しくなって少しずつ足が遠のいていき、顔を合わす頻度も減っていきます。あそこに行けば会って話を聞いてもらえると思えることだけでも支えになるようになり、実際に会わなくても大丈夫になっていくのです。

やがて、一つの思い出として、ふと懐かしむくらいの関係になっていく頃、治療は本当の意味で終わったと言えるでしょう。

おわりに　パーソナリティ障害は克服できる

私とパーソナリティ障害との出会いは、一人の友人との関係からでした。その当時、私は文学部の学生で、まだ医者になっていないどころか医学生でさえありませんでした。その人は、とても魅力的なパーソナリティの持ち主で、私は強烈にその人に惹きつけられました。

しかし、親しくなるにつれて、その人の負の側面を見せつけられるようになったのです。激しい気分の起伏があって、とても上機嫌でいたはずなのに、ある瞬間、些細なきっかけで表情が暗くなったかと思えば絶望的な落ち込みにとらわれたり、不可解な怒りにかられて、誰彼かまわず絡んでいき、トラブルが頻発するということもありました。とても優れている面を持っているのに、ひどく自己否定的で、死の願望にとらわれ、自殺企図を繰り返すこともあったのです。

当時の私には、その人に何が起きているのかさえ、まるでわかりませんでした。しかし、その人との交際の中で、少しずつその人を理解するようになっていきました。さらには、その人が立ち直っていくさまを、間近に見ることになったのです。

それから何年か経って、私が医学部で精神医学を学ぶようになったとき、その人の抱えていた問題が、まさに「境界性パーソナリティ障害」というものであったことを知りました。

その後、同じ問題を抱えた多くの方と接してきましたが、私の原点にあるのは、その友人と過ごした濃密な何年かという時間です。私は知識より先に体験として、パーソナリティ障害の本質を教えられたのです。それと同時に、その友人は私に、パーソナリティ障害が克服できるものであり、それを乗り越えることにより、より魅力的な人格へと成熟できることを、身をもって示してくれたのです。

決して平坦な道のりではありませんし、時間もかかります。しかし、必ず出口が待っています。長いトンネルを抜けたときは、その過酷な体験さえもが、その人自身にとっても支え続けた人にとっても、宝物となるでしょう。

最後に、本書の執筆に当たって有益で緻密なアドバイスを与えてくださった、編集担当の横田昌弘氏に感謝の意を記します。

この拙い本が、まだ闇の中にいる人の道しるべとなることを切に祈って、筆を擱きたいと思います。

二〇〇六年四月

岡田尊司

文庫版あとがき

二〇〇四年に、ＰＨＰ新書より『パーソナリティ障害』を出したとき、日本で初めて「パーソナリティ障害」という名称が書籍のタイトルに用いられたそうです。それまでは「人格障害」という用語が用いられていました。同書が好評で、もう少し詳しく学びたいという人のために書き下ろしたのがこの本です。それが二〇〇六年のことでしたから、最初の版が出てから早や八年を経過したことになります。

医学の世界は日進月歩ですので、文庫版にするに当って新しい知識や情報を盛り込み、ヴァージョン・アップを施しましたが、むしろ感じたのは、本質的な部分は意外なほど変わっていないということです。ＤＳＭ‐５のパーソナリティ障害についての診断基準は、一九九四年に出たＤＳＭ‐Ⅳからほぼ二十年かかって、結局、ＤＳＭ‐Ⅳを継承する線で落ち着きましたが、これだけ変化の激しい医学の世界で、二十年以上も診断基準が変わらないというのは珍しいことです。

パーソナリティ障害がそれだけ一筋縄ではいかないものだということでもあるでしょうが、ＤＳＭ‐Ⅳの診断体系が、本質をよくとらえた〝傑作〟であるとも言えるでしょう。

ただ、この八年の間に、パーソナリティ障害の理解という点では、大きな変化が起きています。一つは発達障害との関連で、リスクファクターとして理解されるようになっています。もう一つは、愛着障害（不安定な愛着スタイル）との関係です。愛着の面での理解は、成因だけでなく治療の進め方や克服法を考える上でも非常に重要です。なぜ、パーソナリティ障害が、治療者から敬遠されてきたのかも、そこに理由があると言えるでしょう。しかし、突破口もまたそこにあると言えるのです。本書でも、それらの点に特に力を入れて加筆を行いました。

もう一つ個人的に変わったことと言えば、昨年の春に勤務医生活に終止符を打ち、自分でクリニックを始めたことです。カウンセリング・センターと連携することで、これまでやりたくても、なかなかやれなかった治療がスムーズにできるようになりました。改善と克服への意欲に満ちた方が来られることも、さらなるやりがいとなっています。

日々研鑽を重ねながら、体力と気力の続く限り、生きづらさを抱えた人たちの身近な「安全基地」となれるよう残りの人生を捧げたいと思っています。

二〇一四年七月　　岡田尊司

参考文献

『DSM-Ⅳ-TR 精神疾患の診断・統計マニュアル 新訂版』髙橋三郎、大野裕、染矢俊幸訳 医学書院 二〇〇四年
『DSM-Ⅳ-TR 精神疾患の分類と診断の手引 新訂版』髙橋三郎、大野裕、染矢俊幸訳 医学書院 二〇〇三年
『DSM-5 精神疾患の診断・統計マニュアル』日本語版用語監修：日本精神神経学会 監訳：髙橋三郎、大野裕 医学書院 二〇一四年
『現代医療文化のなかの人格障害』新世紀の精神科治療 第5巻 新宮一成、加藤敏編 中山書店 二〇〇三年
『パーソナリティ障害の診断と治療』ナンシー・マックウィリアムズ 成田善弘監訳 神谷栄治、北村婦美訳 創元社 二〇〇五年
『人格障害の認知療法』アーロン・T・ベック、アーサー・フリーマン他著 井上和臣監訳 岩重達也、南川節子、河瀬雅紀共訳 岩崎学術出版社 一九九七年
『情緒発達の精神分析理論』D・W・ウィニコット著 牛島定信訳 岩崎学術出版社 一九七七年
『赤ん坊と母親』ウィニコット著作集1 成田善弘、根本真弓訳 岩崎学術出版社 一九九三年
『児童の精神分析』メラニー・クライン著作集2 小此木啓吾、岩崎徹也責任編訳 誠信書房 一九九七年

『愛、罪そして償い』メラニー・クライン著作集3　西園昌久、牛島定信責任編訳　誠信書房　一九八三年
『妄想的・分裂的世界』メラニー・クライン著作集4　小此木啓吾、岩崎徹也責任編訳　誠信書房　一九八五年
『対象関係論とその臨床』O・カーンバーグ著　前田重治監訳　岡秀樹、竹野孝一郎訳　岩崎学術出版社　一九八三年
『自己の分析』ハインツ・コフート著　水野信義、笠原嘉監訳　みすず書房　一九九四年
『コフート入門・自己の探求』P・H・オーンスタイン編　伊藤洸監訳　岩崎学術出版社　一九八七年
『自己愛障害の臨床』カトリン・アスパー著　老松克博訳　創元社　二〇〇一年
『自己愛と境界例』J・F・マスターソン著　富山幸佑、尾崎新訳　星和書店　一九九〇年
『青年期境界例の治療』J・F・マスターソン著　成田善弘、笠原嘉訳　金剛出版　一九七九年
『パーソナリティ障害』岡田尊司　PHP新書　二〇〇四年
『人格障害の時代』岡田尊司　平凡社新書　二〇〇四年
"Major Theories of Personality Disorder" edited by John F. Clarkin & Mark F. Lenzenweger, The Guilford Press 1996
"Handbook of Diagnosis and Treatment of the DSM-IV Personality Disorders" Len Sperry, Brunner-Routledge 1995
"Borderline Conditions and Pathological Narcissism" Otto Kernberg, Jason Aronson Inc. 1975

"Practical Management of Personality Disorder" W. John Livesley, The Guilford Press 2003

"Theories of Personality and Psychopathology 3rd edition" edited by Theodore Millon Holt, Rinehart and Winston 1983

"Personality Disorder" Heather Castillo, Jessica Kingsley Publishers 2003

"Cognitive-Behavioral Treatment of Borderline Personality Disorder" Marsha M. Linehan, The Guilford Press 1993

"Distancing" Martin Kantor, Praeger 1987

"A Twin Study of Personality Disorders" Svenn Torgersen et al., *Comprehensive Psychiatry*, vol. 41, No 6, 2000

"The Relationship of Borderline Personality Disorder to Posttraumatic Stress Disorder and Traumatic Events" Julia A. Golier et al., *American Journal of Psychiatry* 160: 11 2003

『パーソナリティ障害がわかる本』がもっとよくわかる解説

山登敬之

パーソナリティ障害は、英語の“personality disorders”をそのまま日本語に訳した言葉である。ご覧のとおり“disorder”を「障害」としているので、病気のように受け取られるだろうが、厳密にいえばそうではない。

著者は、この障害を、「偏った考え方や行動パターンのため、家庭生活や社会生活、職業生活に支障をきたした状態」と説明している。米国精神医学会の発行する『精神疾患の診断・統計マニュアル第四版（略称・DSM‐Ⅳ）』によれば、「著しく偏った内的体験や行動の持続的様式」ということである。

ここで著者のいう「考え方や行動パターン」や『DSM‐Ⅳ』のいう「内的体験や行動の持続的様式」が、すなわち「パーソナリティ」であり、それが「著しく偏った」ものであるがために、いろいろと困ったことが起きてくる状態を、精神医学は「パーソナリティ障害」と呼んでいる。

と、こんな説明をされたら、つぎのような疑問が湧かないだろうか。パーソナリティが偏ってるっていうけど、それどうやって測るの？　著しい偏りって、どこまでいったら「著しい」の？　偏っていたら病気なの？

どれももっともな疑問だと思う。そもそも精神の病気のなんたるかを説明するのもやっかいなのだが、精神科医が病気を疑うのは、おおざっぱに分けて以下のふたつの場合がある。

ひとつは、身体になにかしらの症状が見られるのに、医者が診察や検査をしても原因がわからないとき。たとえば、うつ病などでは、不眠、食欲減退、体重減少、性欲減退、便秘、頭重感、頭痛、腰痛、動悸、息苦しさ、倦怠感など、さまざまな身体症状が見られる。しかし、それを訴えて病院（精神科・心療内科を除く）を受診しても、どこも悪いところはありませんと言われ帰されてしまう。

もうひとつは、ふだんはけっして見られない奇妙な言動があるとき。もっともわかりやすい例が統合失調症で、この病気になると誰もいない場所で自分の悪口が聞こえたり、インターネットを通じて自分の秘密が世界中にダダ漏れになっているように感じたりする。目つき顔つきは変わり、ぶつぶつ独り言を言ったりもする。誰が見てもフツウじゃない、いったいどうしたんだろう……ということになる。

これらはつまり、「いつもと違う状態」が生じているわけだから、「病気」として理解しやすいと思う。だが、精神科があつかうのは、そういう状態になった人ばかりではない。ときには、「みんなと違う人」も精神科の患者となることがある。

そのひとつが「パーソナリティ障害」だ。じつはここ近年、話題になっている発達障害も、この類いの「障害」といってよいのだが、これ以上話が広がってしまっても困るから、ここでは触れないでおこう。

パーソナリティは、もちろん目に見えない。私たちに見えるのは個人個人の言動である。日頃、その人がどんな状況でどんなことを言うか、どう行動するかを見て、私たちは彼がどのように物事を捉え、どう考え、どんなことをするかを知る。それらの情報を総合して、「この人はこういうパーソナリティの人」と判断するのである。

私たちは、子どもから大人になるうちに、他人のパーソナリティを測る物差しを自然に手に入れる。個人個人によって、目盛りに多少の差はあれ、だいたい似たようなスケールで他人を測れるようになる。たいていは測定可能な範囲にあるが、ときに規格外の人間に出会うことがある。

そういう人物に出くわしたとき、私たちは「どうしてそんなふうに思うんだろう?」「なんでそんなことをするんだろう?」と理解に苦しむ。あるいは、「なぜ話が通じないんだろう?」「言うこととやることがしょっちゅう違うのはなぜ?」などと感じるかもしれない。それらの印象を総合すればこうなるだろう。「この人どこかヘン。

みんなと違う……」

このような人が精神科にかかると、「パーソナリティ障害」と診断される可能性が高い。ただし、医者がめいめい勝手に自分の物差しをあてて診断することになっても困るので、「診断基準」という共通の物差しが用意されている。そのひとつが、本書のベースになっている『DSM‐Ⅳ』だ。

読んでわかるとおり、これは一種の約束事のようなものだ。これこれの症状（多くは患者の言動）が、これこれの期間、これだけの数見られたら○○障害と呼びましょうという取り決めでできている。パーソナリティ障害に限らず、ほかの障害についても同様である。

『DSM‐Ⅳ』ではパーソナリティ障害を十種類に分類している。ひとつひとつ、どんなふうに「みんなと違う」のか、特徴をあげて「××性パーソナリティ障害」と名前がつけてある。

ここにある十種のタイプを見て、読者は「いるいる、こういう人！」だの「ほんとうにいるの？　こんな人……」だのと感じるであろう。だが、それをいちいち病気といわれても、納得できる人は少ないのではないか。右に述べてきた事情からすれば、その感覚はおそらく正しい。

くり返すがパーソナリティは目に見えない。それが「著しく偏っている」といっても、集団におけるパーソナリティの平均はどのへんにあって、そこからどこまでズレたら「著しい」ことになるのか、客観的な根拠を示すことは難しい。たとえ、精神科でトレーニングを受けた医師が「診断基準」を使って診断したとしても、その判断から主観を除くことはできない。

それに、個人の言動というのは、環境によって大きく変わる。そのとき、その人がどんな場所で、どんな人たちと関わるかによって、みんなと違ったり違いが目立たなかったりということも起こりうる。「○×パーソナリティ障害」が疑われるような人が、「あの人、ああいう性格の人だから」ですんでしまう世界だってあるだろう。

近年さかんに取りざたされてきたパーソナリティ障害であるが、それを「病気」として個人の問題に還元してしまうのは感心しない。著者もいうように、「社会を覆うような問題が広く影響を及ぼして、少しでも素因を持った若者を、パーソナリティ障害の方向に歪めてしまっている」といった視点が重要であろう。

だとすれば、当然、パーソナリティ障害と呼ばれる人たちを生み出す社会的、文化的、時代的背景にも目を向けなくてはならないが、自分の性格に悩んだり迷惑な振舞いで周囲を困らせたりする人たちが精神科医のもとを訪れる現実は、すぐには変わらない。その人たちのために、私たちはなにか援助の方法を用意しておかねばならない。

本書が詳細にわたって解説しているパーソナリティ障害の概念と治療法は、そうした援助を行うために必要な知識と経験の集積と考えてもらえばよい。一般の読者にとっても単なる「性格あるある」を越えて、役に立つ情報が得られると思う。

変わった人、ヘンな人、難儀な人、アブナイ人、神経質な人、超ビビリな人……。私たちの周りにはいろいろな人がいる。もちろん、自分だってその一人かもしれない。そういう人とのつきあい方を知りたいとき、あるいは自分の性格に悩むときには、本書を開いてみるとよい。きっとなにか解決のヒントが見つかるはずだ。

【補遺】『DSM』シリーズは、約二十年ぶりに大きな改訂が施され、二〇一三年五月に第五版にあたる『DSM‐5』が出版された。この最新版においても、十種類の「パーソナリティ障害」の呼称は変わっていない。

（やまとひろゆき・東京えびすさまクリニック院長）

本書は二〇〇六年五月、株式会社法研より刊行された『パーソナリティ障害がわかる本』に加筆訂正したものである。

ねにもつタイプ　岸本佐知子
何となく気になることにこだわる、ねにもつ。思索、奇想、妄想はばたく脳内ワールドをリズミカルな名短文でつづる。第23回講談社エッセイ賞受賞。

TOKYO STYLE　都築響一
小さい部屋が、わが宇宙。ごちゃごちゃと、しかし快適に暮らす、僕らの本当のトウキョウ・スタイルはこんなものだ！　話題の写真集文庫化！

自分の仕事をつくる　西村佳哲
仕事をすることは会社に勤めること、ではない。仕事を「自分の仕事」にできた人たちに学ぶ、働き方のデザインの仕方とは。（稲本喜則）

世界がわかる宗教社会学入門　橋爪大三郎
宗教なんてうさんくさい⁉　でも宗教は文化や価値観の骨格であり、それゆえ紛争のタネにもなる。世界宗教のエッセンスがわかる充実の入門書。

ハーメルンの笛吹き男　阿部謹也
「笛吹き男」伝説の裏に隠された謎はなにか？　十三世紀ヨーロッパの小さな村で起きた事件を手がかりに中世における「差別」を解明。（石牟礼道子）

増補　日本語が亡びるとき　水村美苗
明治以来豊かな近代文学を生み出してきた日本語が、いま、大きな岐路に立っている。我々にとって言語とは何なのか。第8回小林秀雄賞受賞作に大幅増補。

子は親を救うために「心の病」になる　高橋和巳
子は親が好きだからこそ「心の病」になり、親を救おうとしている。精神科医である著者が説く、親子という「生きづらさ」の原点とその解決法。

クマにあったらどうするか　姉崎等　片山龍峯
「クマは師匠」と語り遺した狩人が、アイヌ民族の知恵と自身の経験から導き出した超実践クマ対処法。クマと人間の共存する形が見えてくる。（遠藤ケイ）

脳はなぜ「心」を作ったのか　前野隆司
「意識」とは何か。どこまでが「私」なのか。死んだら「心」はどうなるのか。――「意識」と「心」の謎に挑んだ話題の本の文庫化。（夢枕獏）

しかもフタが無い　ヨシタケシンスケ
「絵本の種」となるアイデアスケッチがそのまま本に。くすっと笑えて、なぜかほっとするイラスト集です。ヨシタケさんの「頭の中」に読者をご招待！

年収90万円でハッピーライフ 大原扁理

世界一周をしたり、隠居生活をしたり。「フツー」に進学、就職してなくても毎日は楽しい。ハッピー思考術と、大原流の衣食住で楽になる。（小島慶子）

ぼくたちは習慣で、できている。 増補版 佐々木典士

先延ばししてしまうのは意志が弱いせいじゃない。良い習慣を身につけ、悪い習慣をやめるステップを55に増補。世界累計部数20万突破。（ｐｈａ）

ぼくたちに、もうモノは必要ない。 増補版 佐々木典士

23カ国語で翻訳。モノを手放せば、毎日の生活も人との関係も変わる。手放す方法最終リストを大幅増補し、80のルールに！（やまぐちせいこ）

はたらかないで、たらふく食べたい 増補版 栗原康

カネ、カネ、カネの世の中で、ムダで結構。無用で上等。爆笑しながら解放される痛快社会エッセイ。文庫化にあたり50頁分増補。（早助よう子）

半農半Xという生き方【決定版】 塩見直紀

農業をやりつつ好きなことをする「半農半X」を提唱した画期的な本。就職以外の生き方、転職、移住後の生き方として。帯文＝藻谷浩介（山崎亮）

減速して自由に生きる 高坂勝

自分の時間もなく働く人生よりも自分の店を持ち人と交流したいと開店。具体的なコツと、独立した生き方。一章分加筆。帯文＝村上龍（山田玲司）

自作の小屋で暮らそう 高村友也

好きなだけ読書したり寝たりできる。誰にも文句を言われず、毎日生活ができる。そんな場所の作り方。推薦文＝髙坂勝（かとうちあき）

ナリワイをつくる 伊藤洋志

暮らしの中で需要を見つけ月3万円の仕事を作り、それを何本か持てば生活は成り立つ。ＤＩＹ・複業・お裾分けを駆使し仲間も増える。（鷲田清一）

現実脱出論 増補版 坂口恭平

「現実」それにはバイアスがかかっている。目の前の「現実」が変わって見える本。文庫化に際し一章分「現実創造論」を書き下ろした。（安藤礼二）

自分をいかして生きる 西村佳哲

「いい仕事」には、その人の存在まるごと入ってるんじゃないか。『自分の仕事をつくる』から6年、長い手紙のような思考の記録。（平川克美）

かかわり方のまなび方　西村佳哲

「仕事」の先には必ず人が居る。自分を人を十全に活かすこと。それが「いい仕事」につながる。その方策を探った働き方研究第三弾。（向谷地生良）

人生をいじくり回してはいけない　水木しげる

水木サンが見たこの世の地獄と天国。人生、自然の流れに身を委ね、のんびり暮らそうというエッセイ。推薦文＝外山滋比古、中川翔子　（大泉実成）

「ひきこもり」救出マニュアル〈実践編〉　斎藤環

「ひきこもり」治療に詳しい著者が、具体的な疑問に答えた、本当に役に立つ処方箋。理論編に続く、実践編。参考文献、「文庫版　補足と解説」を付す。

ひきこもりはなぜ「治る」のか？　斎藤環

「ひきこもり」研究の第一人者の著者が、ラカン、コフート等の精神分析理論でひきこもる人の精神病理を読み解き、家族の対応法を解説する。（井出草平）

人は変われる　高橋和巳

人は大人になった後でこそ、自分を変えられる。多くの事例をあげ「運命を変えて、どう生きるか」を考察した名著、待望の文庫化。（中江有里）

消えたい　高橋和巳

自殺欲求を「消えたい」と表現する、親から虐待された人々。彼らの育ち方、その後の人生、苦しみを丁寧にたどり、人間の幸せの意味を考える。（橋本治）

家族を亡くしたあなたに　キャサリン・M・サンダーズ　白根美保子訳

家族や大切な人を失ったあとには深い悲しみが長く続く。悲しみのプロセスを理解し乗り越えるための、思いやりにあふれたアドバイス。（中下大樹）

加害者は変われるか？　信田さよ子

家庭という密室で、DVや虐待は起きる。「普通の人」がなぜ？　加害者を正面から見つめ分析し、再発を防ぐ考察につなげた、初めての本。（牟田和恵）

パーソナリティ障害がわかる本　岡田尊司

性格は変えられる。「パーソナリティ障害」を「個性」に変えるために、本人や周囲の人がどう対応し、どう工夫したらよいかがわかる。（山登敬之）

生きるかなしみ　山田太一編

人は誰でも心の底に、様々なかなしみを抱きながら生きている。「生きるかなしみ」と真摯に直面し、人生の幅と厚みを増した先人達の諸相を読む。

ちくま文庫

パーソナリティ障害《しょうがい》がわかる本《ほん》
――「障害《しょうがい》」を「個性《こせい》」に変《か》えるために

二〇一四年八月十日　第一刷発行
二〇二五年九月二十日　第三刷発行

著　者　岡田尊司（おかだ・たかし）
発行者　増田健史
発行所　株式会社　筑摩書房
東京都台東区蔵前二―五―三　〒一一一―八七五五
電話番号　〇三―五六八七―二六〇一（代表）

装幀者　安野光雅
印刷所　株式会社加藤文明社
製本所　株式会社積信堂

ISBN978-4-480-43195-0 C0111